하버드식
호흡의
기술

하버드식
호흡의 기술

네고로 히데유키 지음 | **문혜원** 옮김

스트레스를 가볍게 뛰어넘는
최고의 호흡법

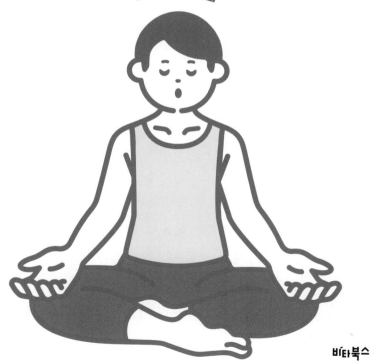

비타북스

Prologue

행동을 바꾸면 몸이 달라지고,
몸이 달라지면 마음도 변한다

　여러분도 지금 스트레스에 시달리고 있는가? 정도의 차이만 있을 뿐, 대부분 쉽게 아니라고 대답하기 어려울 것이다. 원인이 명확한 스트레스도 있지만 왜 이렇게 기분이 들쭉날쭉한지, 건강에 문제가 있는 건 아닌지 파악하기 어려운 상태도 있으리라 짐작된다. 종류야 어찌 되었든 우리는 나쁜 컨디션과 스트레스를 어떻게든 반드시 해소해야 한다. 특히 이 책을 펼친 여러분은 틀림없이 스트레스 해소와 건강에 큰 관심이 있을 것이다.

　이 책에서는 스트레스 해소에 가장 효과적인 호흡의 기술을 소개한다. 컨디션 저하를 일으키지 않는 몸을 만드는 100가지 행동 비결도 담았다. 모두 일상생활에서 바로 실천할 수 있고, 꾸준히 하기 쉬운 방법들이다. 비용과 시간, 큰 각오도 필요 없다. 스트레스를 해소하기 위한 행동을 시도하기가 어렵거나 망설여지면 오히려 다른 스트레스가 쌓여 의미가 없다. 그래서 바로 시도해볼 만한 행동만 추리고자 애썼다. 간단하고 단순하지만 사람의 생리적 메커니즘에 맞춘 한편 과학적 근거를 바탕으로 삼은 행동들만 제시했다. 우선 이 정도면 나도 할 수 있겠다고 느껴지는 행동부터 실천해보자. 그러면서 할 수 있는 것들을 점차 늘려보길 바란다.

실제 행동으로 옮기다 보면 눈에 보이지 않는 미미한 수준이라도 몸 안에서는 반드시 변화가 일어난다. 행동이 바뀌면 몸이 달라지고, 몸이 달라지면 마음 상태도 변한다. 삶에서 스트레스를 완전히 없애기란 불가능하다. 하지만 스트레스를 해소할 에너지를 가진 신체는 만들 수 있다. 본래 우리 몸이 지닌 훌륭한 기능을 깨닫고 잘 끌어낸다면 누구나 건강해질 수 있다. 여러분이 이 책을 읽고 그러한 신체를 만들게 된다면, 저자로서 더할 나위 없이 기쁠 것이다.

네고로 히데유키

Contents

2장

'호흡'을 바꾸면 몸도 마음도 풀린다

스트레스는 인체의 '구조'를 보면 이해하기 쉽다

4장

자율신경이 몸과 마음을 이어준다

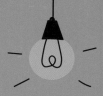

1장

5만 명을 분석하여 밝혀낸
스트레스의 모든 것

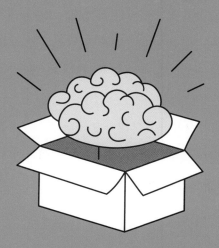

사람들 중 60% 이상이
'초기 이상 신호'를 알아차리지 못한다

환경이 크게 바뀌면서 스트레스를 받는 사람이 늘고 있다

'왠지 몸 상태가 안 좋고', '의욕이 생기지 않고', '집중력이 떨어지는' 등 스트레스로 건강을 잃는 사람이 늘어나는 추세다. 실제로 나를 찾는 환자 중에도 이 같은 컨디션 저하로 고생하는 사람이 정말 많다.

나의 전문 분야는 내과(종합 내과, 신장·내분비 내과, 순환기 내과)를 중심으로 수면 의학, 노화 방지 의학, 스포츠 의학, 산업 의학, 예방 의학 등으로 다양하다. 증상이 있는 환자를 진찰하고 치료할 뿐만 아니라, 병으로 진행되기 전에 증상을 개선하도록 돕는다. 또한 일상생활에서 컨디션을 잘 조절하여 신체 기능이 더욱 향상되도록 매일 임상 연구와 교육을 진행한다.

특히 하버드대학교와 소르본대학교 의학부를 비롯한 임상 연구 교육 기관에서 최첨단 의학 연구를 하면서 얻는 의학적 지식을 실시간으로 진찰과 치료, 교육에 활용하고자 노력 중이다.

'병'이라고 할 수는 없지만
'왠지 이상한' 느낌이 드는 좋지 않은 상태

외래 진료를 하다 보면 한창 왕성하게 일할 직장인들도 꽤 많이 만나게 된다. 코로나 시대가 되면서 재택근무가 늘고 실제로 사람과 만날 기회가 줄어들며 일하는 환경이 크게 바뀌었다. 주변 환경이 바뀌면 행동도 달라진다.

예를 들면 출퇴근할 필요가 없게 되니 걸을 기회도 크게 줄어든다. 또 출퇴근이 없어진 만큼 시간에 여유가 생긴 듯하지만, 막상 그렇지도 않고 늘 무언가에 쫓기는 기분이 자주 든다.

무심코 아침 식사를 거르거나 간식을 더 늘리다 보면 식사 시간이 불규칙해진다. 실제로 사람을 만날 기회가 줄어든 만큼 디지털 기기를 마주하는 시간이 늘어나 결국 취침 시간이 점점 뒤로 밀려난다. 모두 사소한 일 같지만 쌓이고 쌓이면 예상보다 큰 피해를 보게 된다.

새로운 환경에 적응했다고 생각했는데 실제로는 몸과 마음이 따라주질 못해 이제껏 느끼지 못한 '불편함'을 느끼는 사람과 '평상시와 달리 컨디션이 나아지지 않는다.'라고 호소하는 사람이 꽤 늘고 있다. 하지만 증상이 있어도 질병은 아니고, 건강검진에서도 딱히 이상이 없으니 방치하게 된다.

'컨디션 저하 신호'는 미미한 수준일 때 발견해야 한다

병에 걸리지 않았다고 해서 건강하다고 할 수는 없다. 몸에서 느껴지는 컨디션 저하 증상을 그대로 두면 점점 상태가 악화할 가능성이 있으니 '초기 이상 신호'를 놓치지 않도록 해야 한다. 세계보건기구(WHO)에서 건강에 관해 정의한 내용을 살펴보면 '건강의 기준은 질병의 여부나 신체적 에너지 수준에 있지 않다. 육체적인 면과 정신적인 면 그리고 사회적인 면에서 모두 만족스러운 상태에 있을 때 건강하다고 판단한다.'고 명확히 적혀 있다. 잊고 지내기 쉽지만, 건강에 관한 이 정의는 중요하다.

현대 사회에는 '질병은 아니지만 그렇다고 건강하지도 않은 상태'에 놓인 사람이 의외로 많다. 특히 코로나 시대가 되면서 더욱 증가했다. 나는 병이 미미한 수준일 때 건강을 회복하고, 건강한 사람의 활동 능력을 더욱 높이는 연구를 최근 몇 년간 이어 오고 있다.

내가 의사 면허를 취득한 후, 처음 근무한 곳은 도쿄대학교 의학부 부속 병원의 내과였다. 병원에는 생명에 지장을 줄 정도로 위독한 환자가 많이 왔고, 당시 최첨단 방식의 치료로도 호전되지 않는 심각한 상황을 여러 차례 목격했다. 대체로 병은 좋지 않은 생활 습관이 쌓이면서 발생하는 생활 습관병이다. 일단 '병'이 생기면 완치되기까지 오랜 시간이 필요하고, 후유증이 남기도 한다. 인생의 귀중한 시간을 치료에 빼앗기는 셈이다. 그에 비해 왠지 건강 상태가 안 좋은 듯한 병이 미미한 상태일 때 대책을 세우면 짧은 시간 내에 해결할 가능성이 커진다.

똑같이 병이 미미한 상태라도 컨디션 저하의 씨앗이 작으면 작을수록 건강을 회복하는 길은 쉬워진다. 또 약을 쓰지 않더라도 매일 생활 습관을 조금씩 고치면 개선될 가능성이 크다. 질병에 걸리는 사람을 한 명이라도 줄이고 싶은 마음, 건강한 사람이 활동 기능을 더욱더 높이길 바라는 마음으로 연구를 계속 진행 중이다.

좋은 컨디션을 유지하기 위해서는 컨디션 저하 상태가 미미한 수준일 때 자신의 상태를 알아차려야 한다. 하지만 스트레스로 인한 증상을 깨닫기란 그리 간단하지 않다.

국가 차원에서 실시한 '스트레스 진단표'의 구성

여러분은 '스트레스 검사'를 받아보았는가? 일본은 2015년부터 '노동 안전위생법' 개정에 따라 종업원이 50명 이상인 직장과 사업장에서 의무적으로 스트레스 검사를 해야 한다. 정신 건강에 이상 증상을 호소하는 사람이 늘면서 미연에 방지하자는 인식이 생기기 시작했다. 정신 건강에 문제가 나타나는 현상은 본인에게도 사회 전반에도 좋지 않다. 증상이 미미할 때 발견해 대책을 세우는 일은 정말 중요하다. 하지만 현재 하고 있는 스트레스 검사는 정밀도가 떨어져 증상을 발견하기가 어렵다. 그저 단순히 스트레스 검사를 하는 행위에 그치는 경우가 적지 않다.

컨디션 저하를 간파할 포인트는 '환경'과 '행동'

대부분의 스트레스 검사로는
위험을 정밀하게 파악하지 못하는 현실

환자의 '병이 미미한 수준일 때 건강을 회복하는 일'은 내 인생의 과업 중 하나다. 그래서 최근 몇 년간 스트레스 검사의 정밀도를 높이는 일에 공들이는 중이다. 물론 의사 한 명이 단독으로 할 수 있는 일이 아니므로 다양한 연구 기관과 기업이 함께 모색 중이다. 스트레스 검사 내용을 다시 살피고, 정밀도를 높이는 한편 스트레스 검사와 컨디션이 저하된 마음을 고치려는 노력이 얼마나 중요한지 본인은 물론 회사에서도 인식하도록 힘쓰고 있다. 그리고 위험이 도사리고 있는 조직을 개선할 수 있는 다양한 프로그램을 개발하는 일에 집중하고 있다. 그 성과 중 하나로 2021년 3월에는 건강경영의 선두 주자인 토판인쇄 주식회사(일본 경제산업성이 인정한 '2022년 건강경영 우량법인')와 함께 새로운 '기업용 스트레스 검사 시스템'을 개발하게 되었다.

건강경영 우량법인조차 54%나 누락

지금까지 실시된 스트레스 검사는 위험 판정의 정밀도가 높지 않았다. 예를 들어 내가 고문을 맡은 대기업에서는 정신 건강에 적신호가 켜져 휴직한 사람의 54%가 스트레스 진단에서 스트레스가 높지 않다는 결과를 받았다. 이 회사는 건강경영 부문에서 일본을 이끌어가는 존재다. 스트레스 검사의 질문 항목도 정밀한 검증을 거쳐 만들어졌다. 그런데도 위험 판정을 받아야 할 사람 중 절반 이상이 누락되었고 그 후 정신 건강에 문제가 생겨 휴직해야 했던 당사자도 검사 당시에는 스트레스를 자각하지 못했다.

일본 후생노동성이 권장한 '직업 스트레스 조사표'는 많은 회사에서 이용하며 어느 정도 설득력도 있지만 사적인 시간에 받는 스트레스의 원인과 스트레스를 견뎌내는 힘에 관한 질문 항목이 없다.

위 회사에는 계열사를 포함해 5만 명이 넘는 사원이 소속되어 있고, 업무 형태도 9시부터 17시까지 책상에서 일하는 근무자, 작업 현장에서 근무 시간에 맞춰 교대로 일하는 근무자 등 다양하다. 상당히 다른 환경에서 근무하는 직원들 모두 늘 동일한 질문으로 구성된 스트레스 검사를 받아왔다. 스트레스 상태를 정확하게 파악하려면 지극히 개인적인 스트레스 원인을 묻는 항목이 꼭 있어야 한다.

5만 명의 2년간 데이터 분석으로 검증

기존의 일반적인 스트레스 검사는 직장 스트레스 항목과 스트레스 반응, 야근과 사적인 시간의 완충 요인을 살펴보는 질문으로 구성되어 있다. 스트레스 검사의 정밀도를 높이기 위해 내가 집중한 부분은 각 개인의 '행동'과 '환경'이다.

기존의 조사표에는 사적인 시간에 스트레스를 받는 원인과 스트레스를 견디는 힘을 파악할 만한 항목이 없었다. 대부분의 스트레스는 눈으로 볼 수 없고, 사람에 따라 개인 사정과 스트레스를 견디는 힘도 제각각인 만큼 다루기가 어렵다. 반면 개인의 행동과 환경은 파악하기도 쉬운 데다 잘못 측정될 일도 거의 없다. 게다가 스트레스 발생에는 지대한 영향을 끼친다. 스트레스를 정확하게 판정하기 위해서는 개인의 행동과 환경을 반드시 파악해야 한다.

내가 개발한 새로운 스트레스 검사 시스템을 통해 2년간 5만 명 이상의 데이터를 검증한 결과, 과거의 검사에서는 누락된 사람도 '정신 건강에 이상 증상이 나타날 위험성이 있다.'는 그룹에 100% 해당한다는 사실을 확인했다.

그렇다면 어떤 행동과 환경이 스트레스에 큰 영향을 끼칠까? 스트레스에 영향을 주는 행동과 환경의 특징을 몇 가지 꼽아보았다. 각각의 이유와 대처법은 추후 상세히 안내할 예정이니 우선 검사부터 해보자.

간단한 스트레스 검사

질문의 답변이 뒤쪽에 해당할수록 스트레스에 대한 부담이 커진다

☐ 최근 출퇴근 시간이 달라졌다.

(짧아지거나 변함없다 • 20분 길어졌다 • 40분 길어졌다 • 1시간 이상 길어졌다)

☐ 잠잘 때 방을 어둡게 한다.

(그렇다 • 그런 편이다 • 약간 그렇다 • 아니다)

☐ 아침 식사는 반드시 한다.

(그렇다 • 그런 편이다 • 약간 그렇다 • 아니다)

☐ 저녁 식사를 늦은 시간(22시 이후)에 하는 일은 없다.

(그렇다 • 그런 편이다 • 약간 그렇다 • 아니다)

☐ 평소 자신의 걸음 수를 파악하고 있다.

(하고 있다 • 하지 않는다)

☐ 평균 수면 시간은 (   ) 정도다.

(7시간 • 6시간 • 5시간 • 4시간 이하)

☐ 잠들기 전, 3시간 이내에 알코올이나 커피 등 카페인 음료를 마신다.

(아니다 • 다소 다르다 • 약간 그렇다 • 그렇다)

☐ 잠들기 전이나 이불 속에서도 스마트폰 · 태블릿 · PC · TV를 볼 때가 있다.

(아니다 • 다소 다르다 • 약간 그렇다 • 그렇다)

☐ 휴일 기상 시간이 평소보다 늦다.

(아니다 • 다소 다르다 • 약간 그렇다 • 그렇다)

마음 컨디션이 저하되지 않으려면
몸이 중요하다

성격과 사고는 바꾸려 해도 좀처럼 바뀌지 않는다

어떤 것에 스트레스를 느끼는지는 사람에 따라 다르다. 어떤 사람에게는 스트레스로 다가오는 일이 다른 사람에게는 별일이 아닐 때가 자주 있다. 무엇에 스트레스를 느끼는지, 스트레스에 어떻게 대응하는지, 얼마나 견딜 수 있는지 등은 개인의 성격과 사고에 따라 크게 달라진다.

성격과 사고는 좀처럼 바꾸기가 어렵다. 그래서 일반적인 방법으로는 스트레스 대책을 세우기가 쉽지 않다. 원래 부정적인 생각을 자주 하는 사람에게 받아들이는 방식을 긍정적으로 바꿔보라고 말한들 당장 실천하기란 쉽지 않다. 물론 훈련하면 서서히 바뀌겠지만 시간이 걸린다. 하지만 성격이 어떻든 인간으로서 본래 지니고 있는 생리적 메커니즘은 모두에게 동일하다. 스트레스는 다음 표와 같은 흐름으로 몸에 영향을 끼친다. 스트레스를 받으면 뇌의 시상하부로 전달된다.

스트레스로 인한
구조적 생리 반응

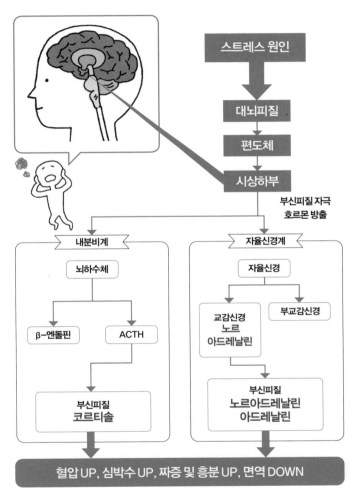

시상하부는 자율신경계와 내분비계를 조절하여 생체의 균형을 맞추는 부위다. 예를 들어 횡단보도를 건너려고 할 때, 트럭이 맹렬한 속도로 자신을 향해 다가온다고 가정해보자. 그 순간 몸은 경직되고, 심박수와 혈압이 상승한다. 당연히 불안감과 공포감도 엄습한다. 의식해서 일어나는 반응이 아니다. 스트레스에 직면하면 시상하부가 지령을 내려 자율신경계에서는 교감신경이 활성화된다. 내분비계에서는 스트레스 호르몬이라고 불리는 코르티솔이 분비되어 몸이 자연스럽게 반응한다.

이런 반응은 의지나 정신력으로 억제하지 못한다. 물론 불안감과 공포감을 얼마나 느끼는지는 개인차가 있다. 하지만 공포감으로 높아지는 심장 박동을 의지만으로 멈추기 어렵듯 체내에서 반드시 일어나게끔 설계된 생리 반응은 억제하지 못한다. 다만 반응을 조절할 수는 있다.

왜 '스트레스 리셋 호흡법'이 필요할까

내가 이 책의 제목을 '호흡의 기술'이라고 지은 이유가 여기에 있다. 자율신경을 의식적으로 조절할 수 있는 유일한 방법이 '호흡'이기 때문이다. 앞으로 이 책에서는 호흡법을 바탕으로 심신을 조절하고 스트레스를 적절하게 해소하는 방법을 자세히 설명할 것이다.

본래의 세포 호흡을 되찾으면
지금보다 편안해진다

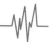

스트레스로 마음이 흐트러지는 현상과
대사증후군, 생활 습관병의 뿌리는 동일하다?

우리 몸은 약 60조 개에 달하는 세포의 집합체다. 세포 하나하나가 매일 조금씩 유지, 보수, 생성되면서 생명을 유지한다. 그리고 몸 전체의 세포가 각자 주어진 기능을 다하려면 반드시 '세포 호흡'이 필요하다.

　세포 호흡이란 모세혈관을 따라 운반된 산소와 영양소(아미노산, 포도당, 지방산)를 이용해 세포 내 미토콘드리아가 에너지를 생산하는 과정을 말한다. 하나의 세포에는 수백에서 수천에 이르는 미토콘드리아가 존재하는데 세포 호흡은 우리를 움직이는 원동력이 되어주는 ATP(아데노신삼인산)를 생성한다. ATP는 '에너지 화폐'라고도 불리며, 모든 생명 활동에 꼭 필요하다. 우리 몸 어떤 부위의 미토콘드리아가 세포 호흡이 어려워 숨이 찬 상태가 되면 그 부위는 기능 부진을 일으킨다. 이 상태가 오래 지속되면 해당 부위에 병이 생기게 되는 것이다.

미토콘드리아의 부진=병의 본질

성인의 몸은 약 60%의 물(체액)로 이루어져 있으며, 세포의 대부분은 피부에 덮인 '몸속 바다'에서 살고 있다. 세포가 사는 환경은 바로 물속인 것이다. 몸의 바깥 환경을 '외부 환경'이라 부르고 세포의 생활 환경인 몸속 바다를 '내부 환경'이라고 부른다. 인체에는 내부 환경을 최적의 상태로 유지하려는 성질이 있는데 이를 '호메오스타시스', 즉 '항상성'이라고 한다. 항상성 시스템은 최신 AI 기술로도 흉내 낼 수 없는, 생명의 신비라고 할 법한 정밀함으로 우리의 건강을 지켜준다.

내부 환경이 건강 유지의 비결

소르본대학교의 대선배이자 생리학의 아버지인 19세기 프랑스 생리학자 클로드 베르나르가 이 '내부 환경의 상태'를 발견했다. 의대생이 배우는 생리학 교과서의 대부분은 우리 몸의 내부 환경부터 안내한다. 생명의 기본이 되는 중요한 내용이며, 사람의 생명을 다루는 의사가 가장 처음 배워야 할 내용인 것이다.

하지만 이토록 굉장한 기능을 하는 항상성도 언제나 똑같은 능력을 발휘하는 것은 아니다. 항상성을 교란하는 행동과 생활 습관이 이어지면, 세포 호흡이 어려워져 내부 환경을 유지하지 못하고 컨디션이 계속 저하된다. 바꿔 말하면 내부 환경을 잘 조절하면, 컨디션 난조가 굳이 병으로 진행되지 않고, 빠른 회복으로 이어진다.

세포 수준에서 몸과 마음의
컨디션 저하 증상을 해소한다

현대 의학은 몸에서 이상 증상이 나타난 부위에 집중해 치료한다. 물론 이상 부위를 방치해 상태를 악화시키면 돌이킬 수 없기 때문에 적절한 치료가 필요하고 또 중요하다. 하지만 겉으로 드러난 증상에만 집중해서 바라본들 근본적인 해결책은 되지 못한다. 원래 고혈압과 당뇨병, 고지혈증, 암에 이르기까지 성인이 되어 문제가 생기는 병의 대부분은 생활 습관병이다. 일상생활 습관의 문제가 근본적인 원인이다.

행동을 바꾸면 곧 근본 원인을 바로잡게 되어 최종적으로는 스트레스 해소뿐만 아니라 체력 향상과 생활 습관병 개선, 건강한 노후 같은 엄청난 덤까지 얻게 된다. 생활 습관을 집중적으로 살핀 후 과학적으로 올바르게 바로잡는 방식은 지금 하버드대학교 의학부에서 가장 주목하는 방법이기도 하다.

행동의 작은 변화가
선순환의 스위치

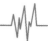

의료에만 기대지 말고 스스로 자신을 바꿔 나간다

'행동 건강(Behavioral Health)'이라는 말을 들어본 적 있는가? 행동과 생활 습관을 바꿔서 '병에 걸리지 않고, 스스로 더욱 건강한 몸을 만들어 간다.'는 새로운 사고방식이다. 하버드대학교 의학부에서도 전력을 다해 연구 중이며 나도 함께 진행하고 있다. 물론 지금까지 계속 이어 온 행동을 크게 바꾸기란 간단치 않다. 하지만 사소한 행동이 몸과 마음을 바꿔나가는 스위치 역할을 하면, 결국 확실한 변화가 일어난다.

실제로 행동을 바꾼 후 어떤 생리적 변화가 일어났는지 '자율신경의 하루 변동'을 지표로 연구한 데이터를 뒤이어 소개하겠다.

행동 변화에는 다섯 가지 단계가 있다

행동을 바꾸려면 '무관심기', '관심기', '준비기', '실행기', '유지기'와 같은 다섯 가지 단계를 거쳐야 한다고 알려져 있다.

이 모델은 1980년대에 행동 과학 연구자인 제임스 프로차스카가 만들었고 이후 다양한 행동 연구에 응용되고 있다. 또 6개월이라는 기간은 어디까지나 임의적 기준이며, 중요하게 볼 부분은 행동을 바꿔야겠다고 생각한 '의지'와 실제 '행동'이다. 행동한다고 갑자기 스트레스가 완전히 없어지진 않는다. 하지만 눈에 보이지 않아도 몸속에서는 변화가 생기기 시작한다. 큰 변화는 작은 변화가 쌓인 결과다. 올바른 행동을 지속하면 확실히 스트레스를 덜 받게 된다.

- **무관심기**: 행동을 바꾸는 데 관심이 없는 시기
  (6개월 이내에 행동을 바꿀 생각을 하지 않는다. 문제가 되는 행동과 생활 방식이 있다는 사실을 알아차리지 못할 때, 혹은 전에 행동 변화를 시도했지만 좌절했을 때도 무관심기에 들어간다.)
- **관심기**: 관심은 있지만 시도할 의지가 낮은 시기
  (6개월 이내에 행동을 바꿔야겠다고 생각한다.)
- **준비기**: 행동하고 싶다고 생각하는 시기
  (1개월 이내에 행동을 바꿔야겠다고 생각한다.)
- **실행기**: 행동을 바꿔서 시도하기 시작한 시기
  (행동을 바꾼 지 6개월 미만이다.)
- **유지기**: 행동이 습관화되고, 계속 이어나갈 자신감도 느끼는 시기
  (6개월 이상 행동을 이어가는 중이다.)

확실히 걷기

걷는 빈도나 걸음 수를 늘리기만 해도 스트레스에 관여하는 자율
신경이 조절된다. 밝고 적극적인 마음이 들게끔 하는 세로토닌
생성에도 도움이 된다.

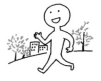

30대 후반 남성		
업 무 형 태	기획 제작을 담당하여 오랫동안 책상에 앉아 일하고, 외부에서 회의를 길게 할 때도 많다. 평소 출근과 재택근무가 반반 정도이며 야근도 많다.	생 활 습 관	주 1회 정도 헬스장에 다니고 홈트레이닝(근육 트레이닝)도 하면서 운동을 꾸준히 하고 있다. 다만 걸음 수가 꽤 적은 편이다. 에너지 드링크를 자주 마신다.

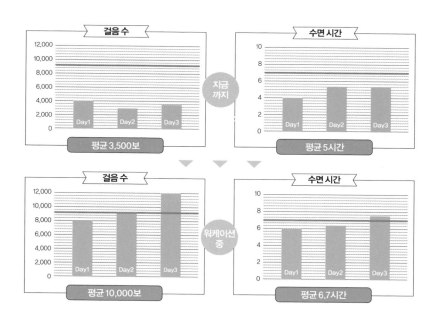

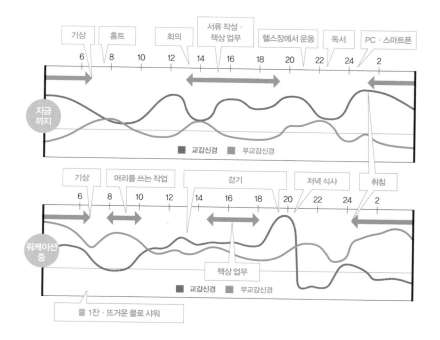

지금
까지

회의

서류 작성 · 책상 업무

헬스장에서 운동

독서

PC · 스마트폰

기상

출근

■ 교감신경   ■ 부교감신경

기상   머리를 쓰는 작업   걷기   저녁 식사   취침

워케이션
중

책상 업무

■ 교감신경   ■ 부교감신경

물 1잔 · 뜨거운 물로 샤워

정신적으로 너무 피곤해서 쉽게 잠들지 못하는 사람은
몸에 큰 부담이 없는 걷기가 가장 적합하다

• 일이 너무 바쁘고 수면의 양과 질 모두 저하된 상태였다.
• 낮에 적당히 운동하면서 자율신경의 균형을 개선했다.

지금 까지	밤낮 가릴 것 없이 교감신경이 활성화되어 있었다. 잠을 자려고 해도 부교감신경이 활성화되지 않아 쉽게 잠들지 못하는 상태며 수면의 질이 떨어졌다.
워케이션 중	걸음 수를 늘린 덕분에 자율신경의 균형이 좋아졌다. 자율신경의 활동이 시기적절하게 이루어져 낮에 교감신경이 제대로 활성화되기 시작했다. 밤이 되면 부교감신경이 상승하고 수면 중 부교감신경이 높은 상태를 유지한다. 수면의 양과 질 모두 개선되고 있다.
추천 호흡법	하루 중 40~50분에 한 번 자율신경을 조절하는 '4 · 4 · 8 호흡법'을 시도한다.

※걸음 수 · 수면 시간의 막대그래프 안에 있는 굵은 선은 바람직한 '걸음 수'와 '수면 시간'을 뜻한다.

1장 5만 명을 분석하여 밝혀낸 스트레스의 모든 것   33

아침에 하는 '행동'을 바꾼다

아침을 보내는 생활 방식에 따라 체내 리듬이 크게 변화한다. 특히 일어났을 때 여전히 나른하거나 오전 중 신체 엔진이 돌기까지 시간이 오래 걸리는 사람은 아침 루틴부터 점검하자.

40대 초반 남성			
업무형태	책임자로서 직원들과 회의가 많고, 기획을 다듬거나 머리를 상당히 써야 할 업무가 많다.	생활습관	스케줄에 쫓기는 매우 바쁜 나날을 보내느라 정해진 시간에 식사를 못 한다. 아침 식사는 건너뛴다. 평소에 스트레칭과 같은 가벼운 운동만 하고, 수면 시간이 불규칙하다.

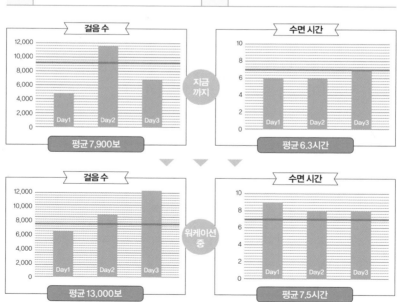

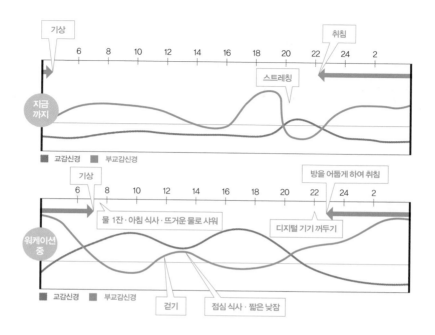

■ 교감신경　■ 부교감신경

체내 시계는 매일 아침 초기화하지 않으면
조금씩 흐트러지기 시작한다

· 되도록 같은 시간에 햇빛을 쬐고, 아침 식사를 제대로 챙겨야
　체내 시계가 건강하게 초기화된다.

지금 까지	잠잘 때 부교감신경이 활성화되어 있지만 낮 시간대에 교감신경이 올라가지 않는 현상을 보면 체내 시계가 어긋나 있고 자율신경이 전반적으로 저하되었을 가능성이 높다.
워케이션 중	같은 시간에 일어나 물 1잔을 마시고, 정해진 시간에 아침 식사를 하는 루틴을 통해 체내 시계가 확실히 초기화된 듯하다. '지금까지'와 비교해 아침 이른 시간부터 교감신경이 활성화되어 매우 바람직한 상태다.
추천 호흡법	기상 시 혹은 업무 전에 '1·1 호흡법'으로 교감신경의 스위치를 켠다.

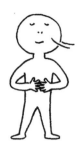

내 몸을 바꾸는 작은 스위치 3

하버드식 호흡법

밤늦게까지 일하느라 수면 시간을 제대로 확보하지 못하면 수면의 질이 떨어져 스트레스를 견디는 힘도 저하되기 쉽다. 하루 중 60~90분에 한 번은 호흡하는 시간을 설정해두자.

30대 후반 여성			
업무형태	제작 업무 직원으로서 많은 일을 떠안고 있으며 마감 시한에 쫓기는 나날을 보낸다. 늦은 밤까지 긴장감 있는 업무를 해야 하는 날도 많다.	생활습관	수면 시간이 짧고 몸을 움직일 기회가 매우 적다. 심야 시간에 저녁을 먹을 때도 있고, 아침 식사는 자주 건너뛰는 편이다. 식사 시간이 늘 불규칙하다.

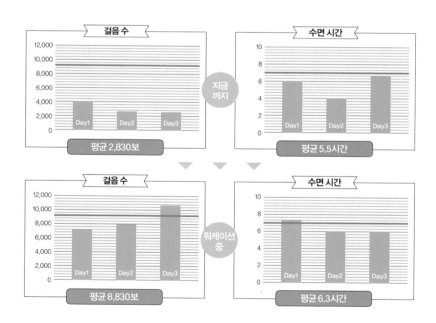

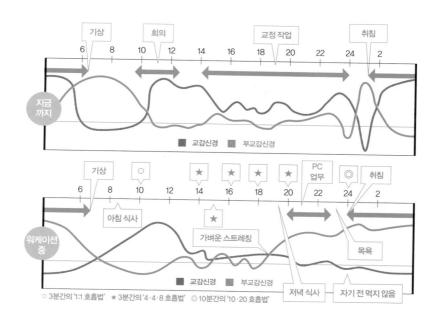

○ 3분간의 '1:1 호흡법' ★ 3분간의 '4·4·8 호흡법' ◎ 10분간의 '10·20 호흡법'

여러 호흡법을 활용해
하루의 자율신경을 균형 있게 조절한다

• 낮 동안 '60~90분에 한 번 '4·4·8호흡법'을 시도해
  교감신경을 적절히 높이고, 밤에는 부교감신경이 활성화하도록
  자율신경의 균형을 맞추자.

지금 까지	온종일 교감신경이 활성화되기 쉬운 환경이었다. 뇌가 항상 각성한 상태로 쉬질 못했다. 하지만 신체 엔진이 가동되어야 할 이른 아침 시간에는 교감신경이 가라앉았다. 수면의 질에도 문제가 있어 보인다.
워케이션 중	수면 시간이 늘어나면서 부교감신경이 확실히 높아졌고 수면의 질도 좋아졌다. 스스로 몸이 회복되고 있음을 실감할 것이다. 호흡법을 활용해 격무로 바쁜 나날을 잘 극복하면 좋겠다.
추천 호흡법	하루 중 60~90분에 한 번 '4·4·8호흡법'을 실천한다. 프레젠테이션 전에는 '1:1 호흡법'을 한다. 자기 전에는 쉽게 잠드는 데 도움이 되는 '10·20 호흡법'이나 디톡스에 효과적인 '림프 호흡법'을 한다.

내 몸 을 바 꾸 는 작 은 스 위 치 **4**

디지털 기기 꺼두기

디지털 기기가 자율신경에 끼치는 영향은 상상 이상으로 크다.
블루라이트가 망막에 도달하기만 해도 수면의 질을 좌우하는
'멜라토닌' 분비가 크게 줄어든다.

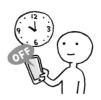

30대 초반 남성		
업 무 형 태	주로 재택근무를 하며 업무는 대체로 책상에 앉아서 PC로 작업한다. 정시에 시작하여 정시에 끝낼 때가 많아 업무 시간은 규칙적인 편이다.	생 활 습 관 · 취미는 스마트폰 게임이다. 업무 중에도 오랜 시간 PC를 바라보지만, 사적인 시간에도 스마트폰과 디지털 기기를 볼 때가 많다.

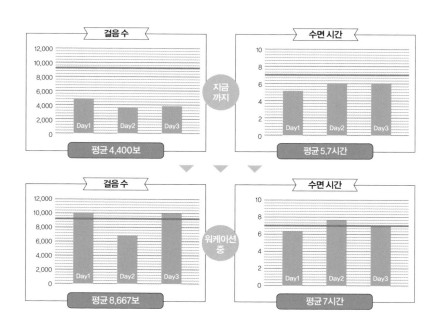

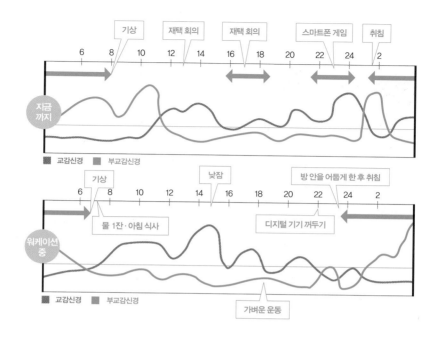

22시 이후에는 되도록 디지털 기기를 꺼두자

• 취침 2시간 전에 디지털 기기를 꺼두기만 해도, 잘 때
  자율신경 흐름에 큰 변화가 찾아와 깊은 잠을 청하기 쉬워진다.

지금 까지	하루 중 교감신경이 가장 낮아야 할 심야에 교감신경이 활성화되는 시간대가 있었다. 수면 도중 깰 가능성이 높았고, 뇌가 흥분한 상태라 얕은 잠을 잤다. 이렇게 뇌가 쉬지 못하면 수면 중에 이루어지는 세포의 회복과 재생도 더뎌진다.
워케이션 중	하루 중 자율신경의 리듬이 이상적인 형태에 가까워졌으며 자율신경의 전체적인 힘도 상승했다. 디지털 기기를 꺼두는 습관을 들이니 심야에 교감신경이 상승하는 일도 없고 제대로 된 깊은 수면을 통해 온전히 휴식하게 되었다.
추천 호흡법	업무 중에는 뇌의 집중력 사이클을 생각해 90분마다 '4·4·8 호흡법'을 실천한다.

내 몸 을 바 꾸 는 작 은 스 위 치 5

음주 쉬어가기

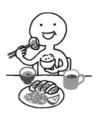

스트레스 해소를 위해 술을 마시는 사람이 많지만 매일 긴 시간 동안 술을 마시면 건강을 해칠 뿐만 아니라 자율신경 리듬도 흐트러지기 쉽다. 적당히 마시거나 간이 휴식하는 날을 정하자.

	20대 후반 남성		
업무형태	주로 재택근무를 하며 자료 작성이나 기획 정보 수집 등 책상 위에서 업무를 본다. 자료를 상세히 읽어야 할 때가 많아 눈을 혹사하기 쉽다.	생활습관	SNS와 TV를 보면서 저녁 반주를 일상적으로 즐긴다. 잠들기 직전까지 스마트폰을 보다가 도중에 잠들 때도 있다. 건강을 위해 가벼운 운동은 하려고 노력한다.

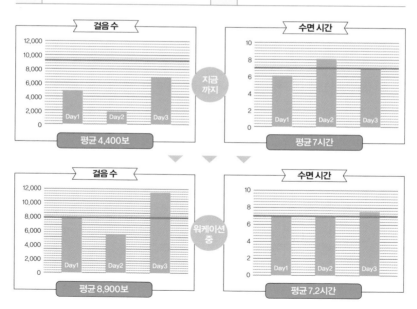

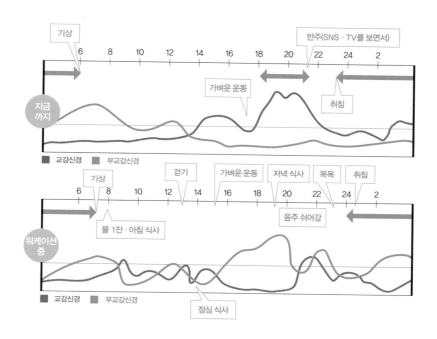

지금까지

- 기상
- 반주(SNS · TV를 보면서)
- 가벼운 운동
- 취침
- 교감신경
- 부교감신경

워케이션 중

- 기상
- 걷기
- 가벼운 운동
- 저녁 식사
- 목욕
- 취침
- 물 1잔 · 아침 식사
- 음주 쉬어감
- 점심 식사
- 교감신경
- 부교감신경

술은 마실 때는 물론 수면 중에도 뇌를 각성시킨다

- 잠을 충분히 자는데도 나른하고 스트레스가 잘 쌓인다면
  음주 습관을 고쳐보자. 약간만 고쳐도 컨디션이 달라진다.

지금까지	수면 시간은 이상적이나 자는 동안 부교감신경이 활성화되지 않아 제대로 휴식하지 못했다. SNS를 보면서 즐기는 음주는 자율신경을 흥분 상태로 만든다. 뇌가 각성한 상태에서 잠을 청하니 깊이 잠들기 어려웠으리라 짐작된다.
워케이션 중	밤에 부교감신경이 활성화되어 잠을 깊이 잤다. 음주하지 않았고 지금까지에 비해 제법 늘어난 걸음 수도 수면의 질이 향상되는 데 공헌했다. 저녁에 반주를 하는 날에는 늦어도 21시 전까지 마무리했다.
추천 호흡법	저녁 식사 후, 편안한 시간에 '마음 챙김 호흡법'을 해보자.

'환경'을 바꾸면
'행동'도 바꾸기 쉽다

행동을 바꾸려면 환경 요소가 중요하다

행동으로 몸을 바꾸려는 검증(32~41쪽)은 워케이션의 효과를 증명할 기회이기도 했다. 최근 건강과 행동의 관계, 그리고 행동과 환경의 관계에 대한 의학 연구가 한창이다. 그 중 '건강해지려면 환경을 바꾸는 편이 효과적이다.'라는 생각이 점점 확대되고 있다. 왜냐하면 우리는 내 뜻대로 행동하려고 해도 외부에서 받는 자극으로 행동을 결정하는 비율이 꽤 높기 때문이다.

예를 들어 밤늦게까지 술을 마시거나 음식을 먹는 일이 건강에 안 좋다는 점을 알면서도 집 근처에 편의점이나 인기 음식점이 있으면 배가 고플 때 자꾸 달려갈 가능성이 높다. 하지만 집 근처에 가게가 없다면 '늦은 시간이니 그냥 참자.'고 마음먹게 되지 않을까. 물론 집에 언제든 꺼낼 수 있는 술과 과자, 인스턴트식품을 비축해두었는지에 따라서도 행동은 달라진다. 이처럼 환경 요소가 동기로 작용하기 쉽다.

워케이션도 하나의 방법

환경을 바꾸는 업무 방식으로 갑자기 주목받게 된 형태가 워케이션이다. 워케이션(Workcation)이란 일(Work)과 휴가(Vacation)를 합친 신조어다. 원격 근무 방식을 활용해 리조트나 관광지 등 평소와 다른 장소에 머물며 여유까지 즐기면서 일하는 형태를 뜻한다. 가끔 잘못 받아들이는 사람도 있는데, 휴가 중에도 일한다는 뜻이 아니다. 휴가지에서도 일할 수 있는 환경을 갖추고 업무에 쓴 시간은 근무로 인정한다는 방식이다.

이번 검증을 통해서 같은 원격 근무라 하더라도 자택이 아닌 곳으로 장소(환경)를 바꿀 때 심신이 어떻게 변화하는지 분석했다. 앞서 소개한 행동 변화에 따라 수면의 질이 달라진 점 외에도 흥미롭게 살펴볼 만한 부분이 많았다.

한마디로 '환경의 변화는 자율신경에 큰 영향을 끼친다.'는 사실이 확연하게 드러났다. 검증 프로그램에 참여한 30명에게 인체의 생리적 메커니즘과 도움이 될 행동 비결을 미리 간단하게 전달했다. 하지만 정보를 전달했을 뿐 어떤 행동을 취할지는 스스로 정하도록 했고 행동을 지켜보는 사람도 없었다. 지시라고 받아들이면 그 자체로 부담이 되기 때문이다. 참가자들은 20~40대 연령대로, 질병이 없었으며, 검증할 때는 지름 3cm 크기의 자율신경과 활동계를 측정하는 계측기기만 장착했다. 환경이 달라진 것 외에 기본적으로는 업무도 평소와 같이 하도록 했다.

결국 같은 원격 근무라도 자택과 환경이 달라진 새로운 공간에서 일할 때 휴식의 질이 완전히 달라진다는 사실이 밝혀졌다. 또 미리 전달해둔 건강에 바람직한 행동(제대로 걷기, 호흡, 디지털 기기 꺼두기, 음주 쉬기 등)을 하기도 쉬웠고, 행동이 자연스럽게 변하면서 하루 활동량이 많아졌다는 특징도 있었다.

보이는 풍경이 달라지기만 해도 기분이 좋아지며, 행동도 자연스럽게 변한다

예를 들어 워케이션 전에는 '늦은 시간까지 일하고 말았다.', '밤늦도록 술을 홀짝홀짝 마셨다.', '틈새 시간과 자유 시간에는 SNS와 게임에 푹 빠져들기 일쑤다.'라고 말하는 사람이 많았다. 이러한 사람들의 자율신경 흐름을 관찰해보면 밤에는 낮아야 정상인 교감신경이 높고, 심야에도 뇌가 각성한 흥분 상태였다. 교감신경이 높은 상태에서 이불에 들어가면 좀처럼 잠들지 못하거나 밤에 몇 번이고 눈을 뜨게 된다. 아침까지 잔다고 해도 쭉 얕은 잠을 자느라 피로가 풀리지 않을 때가 많다. 그런 날이 이어지면 자율신경이 흐트러져 이번에는 낮에 올라가야 할 교감신경이 활성화하지 못한다. 결국 낮 시간대 활동에 필요한 활력이 생기지 않는 악순환이 벌어진다.

하지만 워케이션 중에는 수면 중 자율신경이 조화를 이루는 사례가 많았다. 이번 검증에서 이용한 장소는 도심에서 1시간 정도 떨어진 위치에 있었다. 근처는 나무로 울창했고, 온천도 있는 숙박 시설이었다. 평소와 다른 공간에 머물다 보니 기분이 전환되어 아침 행동을 바꾸거나 햇빛을 듬뿍 쐬며 산책도 해보고, 호흡법을 적극적으로 실천해보았다. 또 평소에 샤워만 했으나 매일 온천물이나 욕조에 몸을 담그는 등 자연스럽게 행동이 달라져 자율신경의 균형도 좋아졌다.

습관으로 만들면
스트레스를 받지 않고 꾸준히 하게 된다

'작심삼일은 의지의 문제가 아니라 인간의 습성 중 하나다.'

워케이션 검증에 참가한 이들에게는 워케이션을 마친 후에도 계속해서 3일간 자율신경 측정기기를 장착하고 생활하도록 했다. 3일의 워케이션 중에 실시한 행동을 계기로 워케이션 때만큼은 아니지만 건강에 이로운 행동을 일상적으로 하게 된 사람도 있다. 반면 어쩔 수 없이 원래 생활로 돌아가면서 예전 패턴을 반복하게 된 사람도 있다. 올바른 행동이 무엇인지 알아도 사람은 좀처럼 지속해서 실천하지 못한다.

예를 들어 매년 건강검진에서 혈압과 콜레스테롤, 체중에 주의를 받는다고 해보자. 반드시 치료가 필요한 상황은 아니더라도 주의해야 할 단계라면 처음에는 경각심을 갖고 생활 습관을 개선하고자 노력한다.

그러나 다시 원래 습관으로 돌아가는 사람이 참으로 많다. 행동 변화 단계 중 유지기에 도달하기란 결코 쉽지 않다. 이 현상은 앞서 이야기한 항상성의 영향과도 관련이 있다.

인간을 포함한 생물은 외부 환경의 변화와 상관없이 체내 환경을 일정하게 유지하려는 '항상성'이라는 조절 기능을 갖춘 상태에서 태어난다. 건강을 유지하기 위해 꼭 필요한 기능이지만, 발목을 잡는 경우도 있다. 항상성은 뇌에도 작용하는데 뇌는 특히 급격한 변화를 싫어해서 올바른 행동을 지속하려 해도 마음먹은 대로 잘 안된다. 작심삼일로 끝나는 현상은 변화를 싫어하는 뇌의 본능이기도 하다. 뇌는 변화를 좀처럼 받아들이지 않는다.

습관으로 만들면 안 할 때 더 불편해진다

사람은 변화를 싫어하는 한편 익숙해지기도 하는 생명체다. 심리학 용어로 '순화'라고 한다. 같은 행동이나 자극을 반복하면, 변화를 스트레스로 느끼지 않게 된다. 점차 당연한 일로 정착되고 습관이 된다. 습관이 된 행동은 의지가 개입되지 않고 자동으로 이루어지기 때문에 스트레스를 느끼지 않는다.

예를 들어 식사 전에 "잘 먹겠습니다."라고 말하거나 젓가락을 사용하는 식사 방식은 그때마다 말해야지, 사용해야지라고 의식해서 하는 행위가 아니다. 매일 지속하는 행동을 뇌가 습관으로 받아들이고, 자동으로 생활 리듬 속에 반영한 결과다.

　습관화는 뇌의 특성으로도 설명된다. '무언가를 의식해서 결정한다.' 는 것은 뇌의 입장에서 엄청난 에너지를 소비하는 행위다. 뇌는 쓸데없이 에너지를 낭비하지 않고 절약하려는 특성이 있어서 반복적으로 이루어지는 행동은 패턴으로 만들어 무의식적으로 수행한다. 이렇게 습관이 되면 이제는 패턴대로 하지 않을 때 불편해진다. 습관 형성에 성공한 셈이다.

습관이 되려면 일단 시도 자체가 중요하다

습관으로 만들고자 하는 행동을 완벽하게 실행하려 들지 말자. 0 아니면 100이라는 사고방식은 행동을 한 번 건너뛰었을 때 그냥 포기해버리게 만든다. 이 책에서 소개하는 행동의 비결도 '가능한 일부터 시작한다.', '우선은 해본다.', '전부 다 하진 못해도 어느 하나는 시도해본다.', '100%를 목표로 하진 않지만 0으로도 만들지 않는다.'는 생각으로 시작해보자.

　뇌에는 '작업 흥분'이라는 특성이 있어서 의욕이 생기지 않더라도 '해보니 잘 됐다.', '해보니 즐거웠다.'고 느낄 때가 많다. 기분이 따라주지 않더라도 우선 무언가 한 가지를 시도해보면 분명히 바뀐다.

'무엇을 할 것인가' 이상으로 '언제 할 것인가'도 중요하다

생존에 유리한 리듬은 유전자가 정한다

일찍 일어나고 일찍 자는 규칙적인 생활이 우리 몸에 가장 좋다는 사실은 잘 알려져 있다. 그렇다면 '규칙적인 시간표'는 과연 어떻게 정해졌을까? 세상이 돌아가는 형편과 사회적 기준에 따라 정해진 듯 보이지만 실은 우리 몸속 '유전자'가 정한 것이다.

사람의 몸은 약 60조 개의 세포로 이루어져 있으며, 세포 속 세포핵에는 22쌍의 상염색체와 1쌍의 성염색체가 들어 있다. 염색체에는 약 2만 2천 개의 유전자가 있으며 그 중 '시계 유전자'가 최적의 시간표를 정한다. 시계 유전자는 종류만 20가지 이상 존재하며, 각각마다 시계 단백질을 만들어 그 양을 증감함으로써 체내에 시간을 새긴다.

하버드대학교 의학부의 동기이자 친구인 찰스 차이슬러 교수의 연구에서 사람의 체내 시계는 하루 24시간 11분의 리듬을 새긴다는 사실이 밝혀졌다. 유전자는 태어나서 죽을 때까지 세포 내에서 쉬지 않고 일하며, 심장과 혈관, 위, 장, 간장, 신장, 피부 등 모든 세포가 시계 유전자에 따라 최적의 스케줄대로 시간을 새기도록 구성되어 있다.

먼저 우리 몸의 시간표를 이해한 후
지킬 것들을 해나간다

60조 개나 되는 모든 세포에 시계 유전자가 있고 하나의 세포 안에 시간표를 정해주는 시계 유전자가 20종류 이상 있다는 점은, 우리 몸에 시간표 역할이 그만큼 중요하다는 뜻이다.

식사, 수면, 운동, 업무 등 생활 속 모든 활동은 시간에 따라 효율과 의미가 달라진다. 동일하게 7시간 동안 잠을 잤어도 밤 12시에 잠들어 아침 7시에 일어날 때와 새벽 3시에 잠들어 10시에 일어날 때는 수면의 질도 다르고, 전신 세포의 재생 능력도 달라진다. 또 간식이 당길 때 15시에 먹는지, 21시에 먹는지에 따라서도 같은 음식이지만 체지방으로 남는지 안 남는지가 달라진다. 물론 하루뿐이라면 큰 차이는 없다. 하지만 습관이 되어 매일 하게 되면 큰 차이가 생긴다.

자신의 체내에 있는 '시계'를 의식해보자

이처럼 다양한 행동과 활동에는 최적의 시간이 존재한다. 우리 몸의 시계를 먼저 인식한 후, 그 중 '이것만큼은 반드시 지키겠다.', '이것이라면 할 수 있겠다.'는 것을 찾아보고 실천해보자. 단순히 매일 같은 시간에, 같은 일을 한다고 해서 규칙적인 생활을 한다고 볼 수는 없다. 왜 이 시간대에 이 행동을 하면 좋은지 의미를 짚고 넘어가면 실천 도중 혹여 그 시간대에 실행하지 못하는 일이 생기더라도 '어떻게 하면 보충할 수 있는지', '대신 무엇을 해두면 괜찮아질지'를 파악하게 된다.

체내 시계가 어긋나면 사회적 시차증을 일으킨다

생체 리듬이 어긋날 때 생기는 전형적인 컨디션 난조는 '시차증'이다. 시차증이 발생하면 피곤하고 졸린데 잠은 오지 않는다. 낮에는 멍하게 지내며 권태감을 느끼거나 머리가 무거운 상태가 지속된다. 시차증은 시차가 있는 나라로 이동할 때만 생기는 현상이 아니다. 불필요하게 밤늦은 시간까지 깨어 있고, 주말에는 해가 중천에 뜰 때까지 자는 등 체내 시계가 새긴 리듬을 무시하는 행동을 이어 갈 때 시차증과 비슷한 상태에 놓이게 된다. 이를 '사회적 시차증'이라고 한다.

일상생활 리듬이 깨지면서 생긴 만성적인 시차증을 방치하면 컨디션이 안 좋아질 뿐만 아니라 다양한 질환의 원인이 되며 인지 기능, 스트레스 호르몬에도 영향을 끼친다. 실제 시차증과 마찬가지로 사회적 시차증이 한 번 생기면 원래 상태로 회복하기가 좀처럼 쉽지 않다. 생체 리듬이 깨지면 1시간 어긋난 상태를 수정하는 데 적어도 하루가 걸린다고 한다. 그러니 우선은 생체 리듬이 크게 어긋나지 않도록 주의하자. 체내 시계가 약간 어긋났을 때 원래대로 돌아가도록 신경 쓰는 일이 정말 중요하다.

실천하지 않는다고 스스로 질책하는 대신 꺼낼 수 있는 카드를 많이 준비하자

이 책에서는 스트레스 해소에 효과적인 100가지 행동 비결을 소개한다. 이렇게 많은 항목을 준비한 이유가 따로 있다. 꺼내 들 카드가 많으면 선택지도 넓어진다. 선택지가 넓어지면 자신에게 맞는 행동을 찾기 쉬워 도전하기에도 좋다. 게다가 부담 없이 실천할 만한 행동을 선택하여 자신의 현재 상황에 맞춰 진행해볼 만하다. 또 지금의 나에겐 필요 없는 카드라 하더라도 미리 알아두면 적재적소에 맞게 활용할 기회가 분명히 있다.

나 자신은 체내 시계에 새겨진 이상적인 생활을 하며 미토콘드리아의 호흡도 정상을 유지하고 있는가 하면, 실은 그렇지 않다. 연구를 위해 해외에 다녀오거나 해외에서 보고받는 일도 많아서 실제로는 생활리듬이 불규칙적으로 흘러가기 쉽다. 그 와중에도 꺼내 들 만한 카드와 도움이 될 카드를 선택해서 생활하기 때문에 병에 걸리는 일 없이 활동적인 나날을 보내고 있다.

중요한 점은 일상생활 속에서 '초기화 포인트'를 놓치지 않도록 하는 것이다. 체내 시계를 크게 교란하지 않기 위해서는 '언제 하는지'가 아주 중요하다. 우선 체내 시계가 하루 중 가장 초기화되기 쉬운 아침 시간대를 활용하는 것이 좋다. 실제로 생활 리듬에 따라서도 하루 중 아침의 행동이 가장 중요하다. 심신을 가다듬는 첫 번째 단계로 아침 활동을 다시 살펴보자. 이제부터 각 행동 비결을 소개한다.

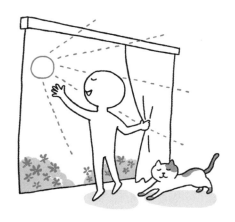

아침에 일어나면 먼저 커튼을 열고 햇빛을 받는다

시계 유전자의 부모 시계는 아침 햇빛으로 초기화된다

하루를 24시간 11분의 리듬으로 새기는 체내 시계. 어긋난 리듬에 가장 큰 영향을 끼치는 요소는 빛이다. 아침에 햇빛을 쐬면 24시간 11분의 체내 리듬이 11분 되감아져 24시간으로 재설정된다. 체내 시계가 재설정되지 않은 채 11분 넘는 사이클로 계속 움직이면 어긋난 상태가 쌓여간다.

어긋난 상태를 조절하는 스위치가 바로 '빛'이다. 빛을 받으면 멜라토닌 분비가 억제되고 행복 호르몬이라 불리는 세로토닌의 합성과 분비가 왕성해진다. 또 아침에 가장 먼저 쐬는 빛은 약 15시간 후 수면의 질을 높여주는 멜라토닌 호르몬이 늘어나도록 '설정 스위치'를 눌러준다. 그러니 일어나자마자 아침 햇빛을 쐬는 습관을 아침 루틴으로 만들어야 한다.

초기화에 필요한 빛은 2,500룩스 정도면 된다. 날씨가 흐리거나 비가 오더라도 창가에 잠시 머물면 효과를 볼 수 있다. 맑은 날 바깥에 있으면 2만~10만 룩스, 흐린 날이라도 1만 룩스 정도는 된다.

빛이 전혀 들어오지 않는다면 조명을 이용하자

아침 햇살이 체내 시계 초기화에 중요하다는 사실을 잘 알고 있어도 실천하기 어려운 사람도 있다. 해가 들지 않는 침실에서 지내는 사람, 교대 근무나 야간 근무로 어두울 때 일어나야 하는 사람이다. 체내 시계를 초기화할 빛이 꼭 태양광일 필요는 없다. 인공적이라도 밝은 빛을 받으면 태양광을 대신할 수 있다.

다만 일반 가정집 조명은 꽤 밝다고 해도 500~800룩스 정도라서 리셋하기에는 충분하지 않다. 이때는 타이머 조명과 같은 기기를 이용해보자. 원하는 시간과 알맞은 밝기를 직접 설정해서 빛을 받을 수 있다. 그 외에도 출근길 편의점 조명은 1,000~2,000룩스는 되니, 이곳을 활용할 수도 있다. 반대로 취침 전에는 되도록 강한 빛을 보지 않도록 주의해야 한다.

깊은 복식 호흡으로
몸속부터 상쾌하게 깨운다

내쉬는 호흡을 더 길게 하여 아침의 신선한 공기로 생기를 되찾자

커튼을 열고 햇빛을 쐬면서, 양손을 위로 쭉 올려 기지개를 켜고 천천히 심호흡한다. 잠든 사이에 수축한 등 근육을 기분 좋게 스트레칭 해준다. 아침에는 근육이 전반적으로 경직되는데 특히 등에 있는 광배근과 승모근 같은 큰 근육이 많이 굳어 있다. 근육이 굳은 상태에서는 가슴을 활짝 펴기 힘들어서 호흡도 깊게 하지 못한다.

몸을 쭉 늘이면서 심호흡하는 간단한 동작만 해도 근육이 적절하게 자극받아 혈류가 좋아진다. 호흡도 한결 편해진다. 심호흡할 때는 배를 부풀리며 코로 숨을 마시고, 배를 안으로 당기면서 코로 숨을 내쉬려고 의식하자. 1부터 4까지 세면서 마시고, 마실 때보다 두 배 더 길게 1부터 8까지 세면서 내쉰다. 96쪽 '기본 호흡법'을 참고하자. 아침부터 횡격막을 제대로 움직이면 세로토닌 생산이 촉진되어 자율신경도 균형을 이루고 하루를 상쾌하게 시작할 수 있다.

일어나자마자 '물 한 잔'으로
위장 스위치를 켠다

몸과 자율신경을 깨우는 호출 역할을 한다

자는 동안 물 한 컵 정도의 수분이 땀과 호흡을 통해 체내에서 빠져나 간다. 방광에 쌓인 오줌까지 포함하면 약 500cc의 수분을 빼앗긴다. 수 면 중에는 수분을 보충할 수 없기 때문에 잠에서 막 깨어난 몸은 약간 탈수 상태에 놓인다. 게다가 아침 시간대는 체내 시계에 따라 혈액을 굳히는 호르몬의 활동이 강해져 혈류가 정체되기 쉽다. 되도록 빨리 혈 액과 몸속 세포에 수분을 공급해주자.

텅 빈 몸 안에 들어간 물 한 잔은 체내 세포를 수분으로 채워준다. 그 뿐만 아니라 수면 중에 휴식 상태였던 위장을 움직이는 스위치 역할도 해준다. 몸속에서부터 활동적인 움직임이 시작되어 대사가 높아지고 배뇨와 배변 활동도 촉진된다. 수면 중에 쌓인 독소도 확실히 제거되기 시작한다. 아침에는 상온의 물이나 끓인 물을 마시는 것이 좋다.

에너지를 가득 채우고 싶은 날에는 '뜨거운 샤워'로 뇌를 각성한다

아침부터 몸이 무겁게 느껴지는 날에는 림프 순환이 촉진되도록 한다

아침에 막 일어났는데 어쩐지 몸이 나른하고, 머리도 맑지 않고, 기운도 없다고 느껴진다면 샤워를 해 온몸에 따뜻한 자극을 주자. 그렇게 하면 자율신경이 휴식을 돕는 부교감신경에서 활동을 돕는 교감신경으로 쉽게 바뀌어 나른한 상태에서 확실히 깨어나게 된다.

온도는 약간 뜨겁다고 느낄 만한 40~42도가 이상적이며, 씻는 시간은 2~3분 정도면 충분하다. 물은 위에서 아래로, 중심에서 바깥으로 흐르게 한다. 림프의 흐름에 따라 샤워기 수압으로 마사지하듯이 흐르게 하면 더욱더 효과적이다. 또 잠에서 막 깨어난 몸은 디톡스 준비가 된 상태다. 수면 중에는 세포가 재생되는데 이 과정에서 생긴 노폐물은 어서 세포 밖으로 배출되길 기다린다. 뜨거운 샤워로 전신에 골고루 자극을 주면 혈액과 림프의 흐름이 좋아지면서 세포에 남은 노폐물이 땀과 소변으로 깨끗하게 배출된다. 몸속 세포에서부터 생기를 되찾을 수 있다.

아침에 마시는 커피는 교감신경을 자극하여 활동적으로 만들어준다

빈속에 갑자기 들이켜면 위에 부담이 되니 주의한다

커피에 포함된 카페인은 섭취한 지 약 15분 후에 흡수되기 시작하고 교감신경에 자극을 주면서 몸을 활동적으로 바꿔준다. 아침 커피는 나도 반드시 챙기는 습관 중 하나다. 한 가지 주의할 점은, 잠에서 막 깨어난 후 커피를 바로 마시면 안 된다. 카페인은 위를 자극하고, 위산 분비를 높이는 효과가 있다. 위가 비어 있는 상태에서는 소화할 음식물이 전혀 없이 위산만 분비되어 속이 더부룩해지거나 위산 과다 증상이 생기기 쉽다.

아침 커피는 아침 식사 후에 마시는 것이 바람직하다. 또 카페인을 과다 섭취하지 않도록 하루에 3잔까지만 마시는 것이 좋다. 나는 낮에 커피로 교감신경을 자극해서 왕성하게 활동할 준비를 하고, 저녁 이후에는 커피 대신 카페인이 적은 녹차나 카페인이 없는 루이보스차를 마신다.

아침 식사는 기상 후
1시간 이내에 먹는다

체내 시계를 정확하게 새기려면 배 시계 자극이 중요하다

식사는 영양 보충뿐만 아니라 체내 리듬을 조절하는 데도 중요한 역할을 담당한다. 평일과 휴일에 식사 시간이 다른 사람이 많은데, 아침을 먹는 시간대는 '기상 후 1시간 이내'가 이상적이다.

60조 개에 달하는 전신의 모든 세포에 시계 유전자가 있어서 아침 햇살을 받으면 나날이 뒤로 늦춰지는 11분을 재설정할 수 있다고 앞에서 설명했다. 이러한 시계 유전자를 지휘하는 역할은 시교차상핵에 있는 부모 시계가 한다. 시교차상핵은 눈 속 시신경 바로 뒤에 있으며, 눈에 들어간 빛은 눈 안쪽에 있는 부모 시계에 도착한다. 빛이 눈에 닿은 후부터 1시간 이내에 아침 식사를 하면 부모 시계와 전신의 자녀 시계가 연동해 활동한다는 사실이 근래에 밝혀졌다.

아침 식사를 해야 비로소 자녀 시계에 도착한다

아침 햇살을 받아 부모 시계가 초기화되어도 60조 개 세포에 존재하는 전신의 자녀 시계에 다 전달되지는 않는다. 이때 필요한 것이 '배 시계'다. 배 시계는 간뇌의 시상하부 배내측핵에 존재한다. 식사 주기에 맞춰 배 시계가 활동하고, 주기적인 식욕과 이어지는 현상을 보이며, 자녀 시계들의 리더 역할을 한다. 기상 후에 빛을 쐬고 1시간 이내에 식사하면 배 시계도 초기화되면서 부모 시계와 자녀 시계가 서로 협력하여 움직이기 시작한다.

아침 식사를 건너뛰거나 일어나서 몇 시간 뒤에 식사하면 자녀 시계의 리듬이 부모 시계와 협력하기 어려워져 서로 어긋난 상태에서 시간을 새기게 된다. 체내 시계를 정확하게 새기려면 시계 유전자에 '식사'라는 자극을 주어 자녀 시계 리듬을 잘 맞추는 일이 정말 중요하다.

이제 막 잠에서 깨어난 몸은 근육과 내장의 움직임이 둔하고, 눈을 뜨고 있어도 아직 반쯤 잠든 상태다. 이때 아침 식사를 하면 약 1시간 반 이내에 섭취한 영양소가 간장에 도달하기 시작한다. 아침 식사는 영양이 온몸에 골고루 퍼지게 하여 몸 전체가 깨어나도록 자극을 주기 때문에 몸은 활동할 준비를 시작할 수 있다. 부모 시계와 자녀 시계가 함께 움직이는 동안 자율신경과 호르몬 분비도 잘 이루어져 아침부터 제대로 대사를 높이고 온종일 생체 리듬이 조화로운 상태를 만들어주는 역할도 해낸다.

아침에 섭취한 '단백질'은
하루 활력의 원천

스트레스나 수면, 면역력과 관련된 호르몬 재료로도 활용된다

'일어나자마자 단백질 섭취라니 너무 과하다.'라고 느끼는 사람도 있을 테지만 오히려 아침에 꼭 단백질을 섭취하는 것이 좋다. 단백질은 장기와 면역 기능, 또 심신을 가다듬어주는 호르몬의 재료로 없어서는 안 될 영양소다. 단백질 섭취가 제때 이루어지지 않은 몸은 수면 중에 근육이 분해되어 혈중 단백질을 확보하려 들 정도다. 저녁 시간에만 단백질을 섭취하기보다는 아침, 점심, 저녁 끼니마다 균일하게 섭취하면 근단백질 합성이 높아진다는 연구 결과도 있다.

잠에서 막 깨어난 몸은 모든 영양소가 부족하지만, 특히 몸의 기능을 유지하는 데 중요한 단백질이 고갈된 상태다. 달걀 또는 치즈, 요구르트, 우유, 두유, 프로틴 영양제 등 먹기 편한 음식을 골라보자. 이러한 단백질 음식에는 트립토판과 아미노산이 들어 있다. 트립토판은 체내에서 세로토닌과 멜라토닌으로 변환되어 스트레스 완화로도 이어진다.

아침을 먹는 습관이 없던 사람은
과일부터 시작해보자

식욕이 없어도 바나나 같은 간단한 과일을 먹는 습관부터 들여보자

아침 식사는 체내 시계의 스위치를 켜주기 때문에 거르면 안 된다. 게다가 아침 식사를 확실하게 챙기면 하루 에너지 대사도 좋아진다. 하지만 지금까지 아침을 먹지 않았거나 아침에 식욕이 없고, 준비할 시간도 없는 사람이 다양한 품목으로 구성된 아침 식사를 차리려면 부담이 클 것이다. 우선 간편하게 먹을 수 있는 과일부터 도전해도 괜찮다. 막 일어났을 때는 전날 저녁 식사 이후 아무것도 먹지 않아서 이제부터 시작될 하루에 필요한 에너지가 부족한 상태다.

과일에는 에너지원이 되는 당질뿐만 아니라 식이섬유도 많이 들어 있어 혈당치가 급상승하지 않도록 해준다. 또 비타민 종류도 풍부해 몸이 기아 상태에 놓인 아침에 먹기에도 좋다. 우선 매일 '정해진 시간에 먹는 습관'을 들이자. 그렇게 하면 체내 시계가 잘 조절되고, 자율신경과 위장을 비롯해 온몸이 제 역할을 바르게 해낸다.

올빼미형은 괴롭더라도
일찍 일어나서 초기화

사람은 '늦은 시간까지 안 자는' 것을 정말 잘하는 생명체다

체내 시계는 항상 시간을 새긴다. 그래서 몇 시에 자든, 밤을 새우든, 아침이 되면 몸은 어느 정도 각성 모드에 들어간다. 하지만 아무리 체내 시계가 정상적으로 움직이려 해도, 실제 생활 리듬이 본래 유지해야 할 흐름과 동떨어져 있다면 항상성이 교란되어 체내 시간과 실제 시간에 괴리가 생기고 만다.

아침은 체내 시계를 초기화하는 데 가장 중요한 시간이다. 초기화를 위한 주요한 행동으로 다음의 세 가지를 들 수 있다. ① 아침 햇빛 쬐기, ② 아침 식사 반드시 챙기기, 그리고 가능하다면 ③ 매일 아침 같은 시간에 일어나기. 4장에서 상세히 안내하겠지만 이상적인 수면 시간은 7시간이다. 일반적인 생활에 적용하자면 밤 11~12시에 자고, 아침 6~7시에 일어나는 패턴이 가장 좋다.

하지만 체내 시계는 초기화할 기회를 놓치면 뒤로 밀려나기 때문에 생활 스타일이 점점 올빼미형으로 바뀌며, 일어나는 시간도 그만큼 늦어진다. 밤늦은 시간까지 깨어 있기는 쉬워도 빨리 일어나지 못하는 현상은 인간의 생리 기능과 체내 시계 구조를 생각하면 당연하다고 볼 수 있다.

괴롭더라도 우선은 일찍 일어나려는 노력이 중요하다

시간을 정해서 잠을 자겠다며 '그래. 오늘은 빨리 자자.'라고 마음먹어도 늦은 시간까지 깨어 있는 습관이 밴 상태라면 쉽게 잠들지 못한다. 자겠다고 마음먹어도 사람은 의지만으로 잘 수 없다. 이럴 때는 하룻밤 정도 잠이 부족하게 되더라도 일단 일찍 일어나보자. 평소보다 노력해서 1~2시간 더 일찍 일어나면 가장 쉽게 체내 시계 리듬을 바로잡을 수 있다.

마음먹은 대로 잠들기는 어렵지만 알람 시계를 활용해 강제로 일어나기는 가능하다. 어쨌든 일어나서 활동하면 그날 밤은 순조롭게 일찍 잠들게 된다. 건강을 위해서는 '일찍 자고 일찍 일어나야 한다.'고들 하지만, '일찍 일어나고 일찍 자야 한다.'가 맞는 표현이다. 취침 대신 기상을 출발점으로 삼아야 같은 목적이라도 달성하기가 더 쉬워지기 때문이다.

나만의 '아침 루틴'을
만들어본다

같은 행동이 시계 유전자로 보내는 신호가 된다

지금까지 체내 시계를 조절하는 3대 행동을 안내했다. 업무상 일어나는 시간이 제각각이거나 수면 시간조차 만족스럽게 확보하기 어려운데 기준이 너무 높다고 느끼는 사람도 있을 것이다. 그렇다면 우선 자신이 할 수 있는 '작은 일'을 습관으로 형성해 아침 루틴을 만들어보자.

사실 빛과 식사 외에도 외부에서 들어오는 다양한 자극은 다소나마 체내 시계 리듬을 맞춰주는 요인이 된다. '세수', '양치질', '머리 말리기', '식사 준비하기', '아침 뉴스 보기' 등 이 모든 동작이 '외적 자극'이 되어 체내 시계의 리듬을 조절한다. 하루를 기분 좋게 시작할 의식으로 아침 루틴을 정하고, 되도록 같은 시간대에 같은 활동을 해보자.

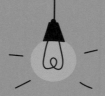

2장

'호흡'을 바꾸면
몸도 마음도 풀린다

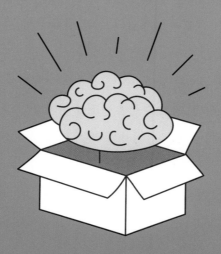

짜증과 피로감으로
'호흡의 속도'가 바뀐다

미토콘드리아의 산소 결핍은
과도한 호흡의 결과?

'왠지 피곤하고', '나른하며', '어깨가 결리는' 몸의 컨디션 저하와 '의욕이 안 생기고', '집중력이 떨어지며', '금세 우울해지'는 마음의 컨디션 저하는 미토콘드리아의 산소 결핍과 연관 있을 수 있다. 미토콘드리아는 세포 내 소기관 중 하나로 영양소와 산소를 이용해 ATP(에너지 화폐)를 만들어내는 공장과 다름없다. 산소 결핍 증상은 대체 어떤 원인으로 생기는 걸까?

우리가 체내에 산소를 들이켜려면 폐 호흡(숨을 마시고 내쉬는 일반적인 호흡)을 해야 한다. 폐 호흡으로 산소를 많이 마시면 세포에 산소가 잘 도달할 것 같지만 실은 그렇지 않다. 무작정 산소를 많이 마시려고 호흡 횟수를 늘려보았자 세포 호흡의 효율은 올라가지 않는다. 오히려 호흡을 너무 많이 해서 산소 결핍 현상이 일어나기도 한다. 호흡 횟수가 늘어나면 들이켜는 산소도 많아질 텐데 희한하다.

세포 호흡의 산소 결핍은 혈중 산소가 부족해서 일어나는 현상이 아니다. 혈중 이산화탄소가 감소한 탓에 생긴다. 호흡으로 폐에 들어온 산소는 혈액에 녹아든다. 그 후 혈중에서 적혈구의 헤모글로빈과 결합해 모세혈관을 경유하여 전신 세포에 전달된다. 산소를 감싼 헤모글로빈은 세포에 도달하면 산소를 분리해 세포 내 미토콘드리아에게 넘긴다.

헤모글로빈이 산소를 분리할 때, 일정량의 이산화탄소가 필요하다. 혈중 이산화탄소가 많을수록 헤모글로빈에서 산소가 분리되기 쉬워지는 현상을 '보어 효과(Bohr effect)'라고 부른다. 혈중 이산화탄소가 줄어들면, 헤모글로빈은 산소를 넘기지 못하고, 산소를 감싼 채 다시 혈관 속을 맴돈다. 이때 산소를 받지 못한 미토콘드리아는 산소 결핍 증상을 일으킨다.

산소가 많으면 오히려 위험할 때가 많다

호흡 횟수가 많아서 혈액 속의 이산화탄소가 줄어드는 메커니즘은 다음과 같다. 대기 중 이산화탄소 농도는 약 0.04%이지만 호흡을 내쉴 때는 약 5% 수준에서 배출된다. 즉 한 번 호흡하면 마실 때보다 125배 많은 이산화탄소가 배출된다. 호흡 횟수가 늘어날 때마다 내뱉는 이산화탄소도 늘어나 혈중 이산화탄소 농도 역시 점점 감소한다. 이렇게 되면 세포 호흡에 쓰이지 못하는 산소가 남아돈다.

미토콘드리아에 넘기지 못하고 쌓인 산소의 일부는 혈액 속을 다시 맴도는 동안 '활성산소'로 바뀌어 세포에 상처를 내게 된다. 이때부터 좋지 않은 일이 연속으로 일어나기 시작한다. 평범한 일상생활에서는 미토콘드리아의 산소 농도가 부족해지는 경우가 거의 없다. 오히려 체내에는 산소가 남아 있어 안정 상태에서는 산소의 75%가, 운동할 때는 20~25%가 내쉬는 숨으로 배출된다.

한때 산소 바, 산소 캡슐이 유행했는데, 건강한 사람에게 산소를 과도하게 투여하면 여분의 산소가 몸 안을 떠돌지 않도록 방어 시스템이 작동한다. 혈관이 수축하면서, 뇌와 심장 등의 장기에서는 오히려 가벼운 산소 결핍 상태를 보일 수도 있다. 일부러 산소를 마시고 편안함을 느끼는 사람도 있지만, 생리적 메커니즘을 생각하면 찬반이 엇갈리는 지점이다.

스트레스를 많이 받을수록 호흡이 얕고 빨라진다

호흡할 때마다 이산화탄소가 배출된다면 혈중 이산화탄소를 늘리기 위해서는 호흡 횟수를 줄여야 한다. 하지만 우리의 호흡 횟수는 의식적으로 하는 '심호흡'이나 '호흡법'을 할 때 외에는 자율신경이 무의식적으로 조절한다. 무의식 중 호흡이 빨라지는 이유는 바로 스트레스를 받았기 때문이다. 정신적인 스트레스든 육체적인 스트레스든 스트레스를 받으면 교감신경이 높아지고 말초 모세혈관이 수축하며 근육도 딱딱해진다. 호흡을 담당하는 호흡근도 당연히 수축하고 굳어진다. 호흡은 점점 얕아지고 빨라진다. 일상적으로 호흡이 얕아지고 있는지 체크하려면 숨을 멈춘 상태에서 견디는 시간을 통해 어느 정도 판단할 수 있다. 조용히 코로 숨을 내쉬고, 그 후 숨을 멈춰 시간을 측정한다. 절대 무리하지 않는 선에서 해보길 바란다.

호흡의 깊이 체크

① 평소대로 호흡하면서 조용히 코로 숨을 내쉰 후 손가락으로 코를 막는다.

② 그 상태에서 숨을 쉬고 싶어질 때까지의 시간을 잰다.

　◎ 30초 이상 멈출 수 있는 사람 : 이상적인 깊은 호흡

　○ 30초까지 멈출 수 있는 사람 : 표준적인 호흡

　× 30초 미만으로 멈출 수 있는 사람 : 얕은 호흡

마스크 생활로 급격히 늘고 있는
'구강 호흡'은 안 좋은 점이 많다

호흡이 얕아지는 두 번째 이유는 '구강 호흡'과 관련이 있다. 특히 요즘에는 마스크를 착용한 채 생활하느라 자신도 모르는 사이 구강 호흡을 하는 사람이 늘고 있다. 혹시 '입으로 호흡하는 것이 한 번에 더 많은 공기를 마실 수 있으니 호흡이 더욱 깊어지지 않을까?'라고 생각했는가? 아쉽지만 틀렸다. 구강 호흡을 하면 코에서 후두까지 이어지는 상기도가 막히기 쉽다. 내쉬는 숨이 짧아지고, 그만큼 호흡이 빨라져 호흡 횟수가 늘어난다. 또 구강 호흡할 때는 턱이 위를 향하게 되어 몸을 젖히는 자세를 하게 된다. 이 자세는 인공호흡을 할 때 기도를 확보하는 형태와 비슷하다.

즉 구강 호흡이란 숨이 얕아도 괜찮으니 어찌 되었건 산소를 공급해야 할 때 하는 호흡이다. 본래 호흡은 코로 해야 한다. 콧구멍에 있는 코털은 천연 필터라고도 불리는데, 바깥에서 침투하는 꽃가루나 먼지 등을 차단해준다. 비강 점막은 세균과 바이러스같이 더욱 작은 이물질의 침입을 막아준다. 반대로 입으로 호흡하면 필터가 없는 무방비 상태라 병원균에 감염되기 쉬우며 좋은 점이 전혀 없다. 구강 호흡은 긴급 상황 시 대량으로 숨을 마셔야 할 때만 필요하다. 평상시에는 코로 숨을 쉬도록 노력하자.

구강 호흡 체크

입으로 호흡하면 과호흡을 초래하게 된다. 아래의 항목 중 해당 사항이 3개 이상이라면, 코가 아닌 입으로 호흡하고 있을 가능성이 크다.

- ☐ 아침에 일어났을 때 입안이 자주 바싹 말라 있다.
- ☐ 입 냄새가 걱정이다.
- ☐ 코를 골거나 이를 간다.
- ☐ 입술이 건조하고 자주 튼다.
- ☐ 음식을 먹을 때 쩝쩝거리며 소리 내어 먹는 습관이 있다.
- ☐ 감기에 자주 걸린다.
- ☐ 정신을 차려보면 입을 벌리고 있을 때가 많다.
- ☐ 혀 양쪽 끝이 울퉁불퉁하다.
- ☐ 치주 질환 혹은 충치가 있다.
- ☐ 한숨을 자주 쉰다.
- ☐ 아침에 일어나자마자 피로감을 느낀다.
- ☐ 노래방 등에서 자주 노래를 부른다.
- ☐ 목이 자주 건조하다.
- ☐ 담배를 피운다.

횡격막이 확실히 움직이면
세포까지 산소가 도달한다

호흡이 얕아지는 이유는
'횡격막'을 움직이지 않기 때문이다

호흡이 얕아지는 원인으로 언급한 '스트레스로 가득한 생활', '구강 호흡' 외에 '흉곽이 압박을 받아 깊이 호흡하기 어려운 자세', '견갑골 부위가 경직된 자세'도 스트레스 해소를 위해 개선해야만 한다. 실은 이 모든 것이 호흡근인 '횡격막'의 움직임과 관련이 있다.

공기 중의 산소를 체내로 받아들이려면 먼저 폐가 활동해야 한다. 그러나 폐 자체에는 근육이 없기 때문에 폐의 힘으로 공기를 마시거나 내보내지 못한다. 폐는 심장처럼 움직이지 못한다. 호흡을 위해 움직이는 부위는 폐 주변의 늑간근과 횡격막을 중심으로 한 '호흡근'이다. 호흡근은 서로 연동해서 움직이기 때문에 숨을 마시고 내쉴 수 있다.

특히 호흡근의 70%를 담당하는 횡격막은 주력 선수와 같다. 횡격막을 잘 사용하면 폐활량이 늘어나 호흡이 깊어지고, 나아가 세포 내 미토콘드리아에 산소를 제대로 전달하게 된다. 하지만 최근 무의식적으로 흉식 호흡 위주로 호흡하느라 '횡격막을 제대로 쓰지 못하는' 사람, '횡격막의 움직임이 둔화한' 사람이 눈에 띈다.

잘못된 흉식 호흡이
'습관'이 되지 않도록 해야 한다

어깨를 들썩이며 숨을 쉬는 흉식 호흡을 하면 횡격막을 제대로 사용하지 못하게 된다. 하지만 모든 흉식 호흡이 나쁘다는 뜻은 아니다. 우리는 무의식적으로 흉식과 복식 양쪽을 섞어서 호흡한다.

흉식 호흡은 낮에 활동할 때 필요한 호흡이다. 복식 호흡은 휴식과 재생을 돕는 호흡이다. 흉식 호흡을 할 때 횡격막은 별로 움직이지 않고, 복식 호흡만큼 깊은 호흡을 하지 못한다. 그렇지만 일상 동작을 하거나 운동을 할 때는 흉식 호흡이 적합하다.

본래 흉식 호흡은 호흡근인 늑간근을 흉부 아래쪽까지 확실하게 앞뒤, 좌우로 넓혀서 공기를 넣고 뺀다. 하지만 등이 구부정한 자세를 하거나 스트레스가 심할 때는 흉부가 압박되어 충분히 부풀리지 못한다. 그래서 어깨를 들썩이며 숨을 쉬는 '질 나쁜 흉식 호흡'을 하게 된다. 그렇게 되면 점점 호흡이 얕아지고 횡격막의 움직임도 둔화한다. 이러한 상태가 계속되면 원래 복식 호흡으로 바뀌어야 할 타이밍이 되어도 바꾸지 못하고, 쉬어야 할 시간에도 몸과 신경은 활동 상태를 유지하게 된다. 교감신경이 활성화된 상태가 이어지면 말초 모세혈관의 혈류가 저하되고, 세포 호흡도 정체된다. 그 결과 몸속 세포의 여러 부위에서 미토콘드리아의 산소 결핍 현상이 쉽게 일어난다.

현대인은 많든 적든 흉식 호흡에 치우친 상태에서 살아간다. 시계 유전자가 만드는 몸의 시간표에 맞춰 의식적으로, 적절한 호흡법을 일상생활에 도입해야 한다. 이는 스트레스를 해소하는 호흡법의 기본이 되는 사고방식이다. 호흡법에 대해서는 뒤에서 자세히 설명하겠다.

횡격막의 가동 범위 체크

횡격막을 위아래로 크게 움직일 수 있는가?

**횡격막이
확실히 움직인다**

- 숨을 마실 때
  손가락이 앞으로
  밀려나는 사람
- 숨을 내쉴 때
  손가락이 안으로
  들어가는 사람

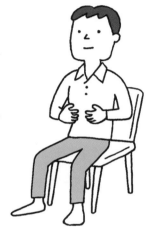

**횡격막이
움직이지 않는다**

- 숨을 마실 때도,
  내쉴 때도
  손가락이 거의
  움직이지 않는 사람

1 늑골의 아래쪽 뼈 부위에 엄지를 제외한 손가락 4개를 꼭 붙인다.

2 코로 숨을 내쉰다.

3 배에 공기를 넣는 이미지를 떠올리며 코로 천천히 숨을 마신다.

4 코로 천천히 숨을 내쉰다.

깊은 호흡에 서툰 사람은
견갑골 부위가 경직된 상태

견갑골 부위가 경직되어 호흡이 얕아지는 악순환 반복

일상적으로 깊고 안정된 호흡을 하려면 호흡근을 단련하여 깊은 호흡이 가능한 몸을 유지해야 한다. 깊은 호흡이 중요하다는 사실을 알고 있어도 평소에 습관적으로 얕은 호흡을 하던 사람은 의식해서 깊게 호흡하려고 해도 잘 안된다. 횡격막과 늑간근 등의 호흡근이 얕은 호흡에 익숙해져 원하는 대로 움직여주지 않기 때문이다. 또 호흡근을 잘 움직이지 못하는 사람은 대체로 견갑골 부위가 경직되어 있다.

재택근무가 늘어나면서
견갑골 부위가 뻣뻣해진 사람이 늘고 있다

견갑골이 경직되는 가장 큰 요인은 나쁜 자세다. 특히 오랫동안 컴퓨터 작업을 하거나 스마트폰을 보는 사람은 대부분 견갑골 부위가 경직되어 있거나 경직되기 직전 상태라고 해도 과언이 아니다. 컴퓨터 작업을 하거나 스마트폰을 볼 때는 아무래도 얼굴만 내밀어 화면을 보는 자세가 된다. 목과 어깨를 앞으로 내민 구부정한 자세를 일상적으로 하게되면 가슴 부위 근육은 계속 수축한 상태에 놓인다. 그렇게 되면 반대편에 있는 견갑골 주변 근육이 앞으로 당겨져 '등이 구부정한 자세', '어깨가 말린 자세'가 굳어져간다. 게다가 비뚤어진 골격과 균형을 맞추기위해 턱을 앞으로 내밀기 때문에 일자목이 만성화된다. 이대로 방치하면 '어깨가 납덩이처럼 무겁고', '목이 저리며', '팔을 들어 올리려고 하면 통증이 생기는' 심각한 증상이 나타난다. 자세는 그때그때 바로잡는 습관을 들이자.

좋은 시설을 갖춘 회사에서 컴퓨터 작업을 한다면 몸에 부담을 주지 않는 책상과 의자를 사용할 수 있겠지만 재택근무 중에는 그런 환경을 누리기가 어렵다. 집에 있는 식탁과 딱딱한 의자를 사용하거나 소파나 바닥에 앉아서 일하는 사람도 적지 않다. 몸에 무리가 가는 자세로 오랫동안 일하다가 견갑골 주변 근육에 부담을 주는 상황이 급증하고 있다.

우선 견갑골 가동 범위를 체크하자!

먼저 자기 견갑골 부위 상태가 어떠한지 살펴보자. 동작이 하나라도 불가능하다면 견갑골의 움직임이 바람직하지 못한 상태라는 증거로 봐야 한다.

자세가 나쁜 사람은 호흡도 안 좋다

스마트폰에 열중하느라 등을 구부정하게 한 상태에서
입으로 호흡하고 있진 않은가?

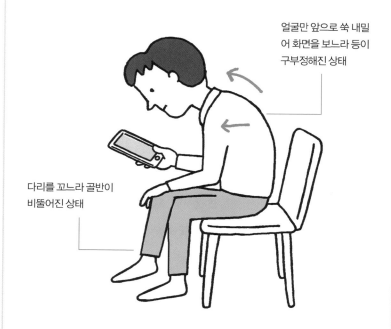

얼굴만 앞으로 쑥 내밀
어 화면을 보느라 등이
구부정해진 상태

다리를 꼬느라 골반이
비뚤어진 상태

스마트폰과 컴퓨터를 조작할 때 앞으로 기울인 자세를 하다 보니 기도와
배가 압박된다. 폐 위쪽만 사용하느라 호흡이 얕아지기 쉬우니 주의하자.

견갑골 경직 상태 체크 1

팔꿈치가 코가 있는 위치까지 올라가는가?

1 가슴 앞에서 양 손바닥과
양 팔꿈치를 모아 붙인다.

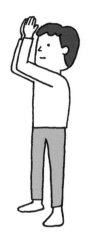

2 손바닥과 팔꿈치를 맞붙인 채
위로 올린다.

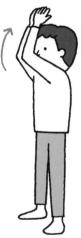

1번 단계에서 양 팔꿈치를 붙이기 어렵거나
코가 있는 위치까지 올리기 어렵다면 견갑골
부위가 굳어 있을지도 모른다.

견갑골 경직 상태 체크 2
팔이 60도 이상 올라가는가?

1 등을 곧게 펴고 일어서서, 양손을
뒤에서 깍지 낀다.

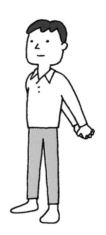

2 양손을 뒤에서 깍지 낀 상태에서
위로 들어 올린다. 팔을 올릴 때,
자세는 곧게 편 상태를 유지하고
몸을 앞뒤로 기울이지 않는다.

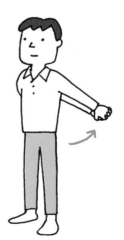

팔이 올라가는 각도가 60도 미만이라면
견갑골 부위가 굳어 있을지도 모른다.

견갑골 경직 상태 체크 3
등 뒤에서 양손을 합장할 수 있는가?

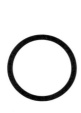

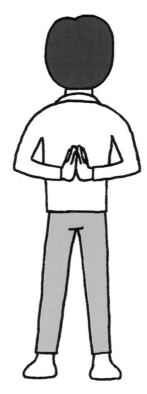

• 허리보다 높은 위치
에서 합장할 수 있는
사람

• 양 손바닥을 맞붙이
지 못하는 사람
• 허리 위로는 양손을
올리지 못하는 사람

**양손을 등 쪽으로 가져가 양 손바닥을 합쳐,
등 뒤에서 합장하는 모양으로 한다.**

하버드식 호흡법의 준비 운동
'견갑골 풀어주기'

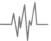

견갑골 부위가 뻣뻣하면 횡격막이 움직이지 않아
자율신경을 조절할 기회를 놓친다

'뻣뻣한 견갑골=횡격막 움직임 둔화' 상태가 불러일으키는 증상은 다양하지만 내가 생각하는 가장 큰 문제점은 자율신경의 균형을 조절하지 못하게 된다는 것이다.

사람의 말초신경은 크게 체성신경과 자율신경으로 구분된다. 우리의 의식으로 조절되는 체성신경과 달리 자율신경은 소화기, 심장, 무의식 중의 호흡 등 몸을 자율적으로 제어하는 신경이며, 기본적으로 의지로는 조절하지 못한다. 다만 예외적으로 횡격막을 사용한 호흡법을 통해 의식적으로 자율신경에 영향을 줄 수 있다. 호흡할 때 위아래로 움직이는 횡격막 주변에는 수의신경과 불수의신경이 밀집되어 있기 때문이다. 의식적으로 움직일 수 있는 수의신경으로 횡격막을 제대로 천천히 움직이면 자율신경을 조절할 수 있다. 또 자율신경은 뇌에서 척수를 통해 몸 전체로 신호를 보낸다. 견갑골 부위가 뻣뻣하고 자세가 좋지 않아 척주가 휜 상태라면 자율신경이 흐트러지는 원인으로 작용한다. 견갑골이 경직되면 자율신경의 불균형이 생기기 쉽고, 자율신경을 조절할 수 있는 횡격막이 움직일 기회마저 잃게 된다.

흐트러지면 다시 조절하도록 횡격막의 가동 범위를 넓히자

자율신경의 자세한 활동에 대해서는 4장에서 다룰 텐데 자율신경은 외부에서 오는 스트레스 자극에 자동으로 반응한다. 교감신경이 활성화되면 심장이 마구 뛰고, 혈압도 상승한다. 짜증도 나고 자주 화를 내게 된다. 생리적인 반응이라 어쩔 도리가 없다. 삶에서 스트레스가 사라질 일도 없다. 스트레스를 받아도 금세 털어내도록 횡격막이 제대로 기능하는 몸을 만들어보자. 그렇게 되면 스트레스가 되는 자극에 쉽게 흐트러지지 않는다. 혹은 스트레스를 받더라도 '크게 흔들리지 않는 상태'를 유지하게 된다.

자율신경의 균형이 흐트러지는 즉시 원래 상태로 되돌리는 몸을 만들려면 우선 다음 쪽에서 소개하는 '하버드식 견갑골 풀어주기'를 꼭 해보자. 견갑골은 의식하지 않으면 좀처럼 움직일 기회가 없다. 책상에 앉아 업무를 보는 틈틈이 해서 견갑골이 부드럽게 움직이도록 만들어보자. '하버드식 호흡법'의 준비 운동으로 여기면 좋겠다.

견갑골 활짝 열기

견갑골을 움직이지 않으면 점점 경직된다

견갑골을 지탱하는 근육뿐만 아니라 전반적인 근육은 30세를 정점으로 나이가 들면서 점차 쇠퇴하기 시작한다. 특히 승모근과 같은 큰 근육의 쇠퇴 속도는 더욱 빠르다. 힘줄과 인대도 나이를 먹어가면서 조금씩 뻣뻣해진다. 또 관절이 부드럽게 움직이도록 분비되는 관절액의 양도 역시 줄어들기 시작한다. 근육을 사용하지 않으면 평균 연령대 이상으로 쇠퇴 속도가 더욱 빨라진다.

첫 번째 '견갑골 활짝 열기' 동작은 어깨를 오므리거나 팔을 앞으로 뻗을 때 견갑골을 열어 바깥쪽으로 뻗는 움직임을 강화해준다. 언제 어디서든 해볼 수 있는 간단한 동작으로 가슴과 어깨 주변을 시원하게 풀어준다. 깊은 호흡에 꼭 필요한 흉부의 움직임을 개선해주기 때문에 호흡근의 활성화에도 효과가 있다.

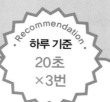
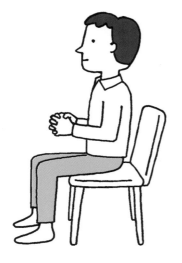

의자에 앉아
양손을 깍지 낀다.

의자에 앉아 등을 곧게 펴고, 가슴 앞에서 양손을 깍지 낀다. 등이 의자 등받이에 닿지 않도록 떨어져서 앉고, 양발은 가볍게 벌린 상태로 편안하게 둔다.

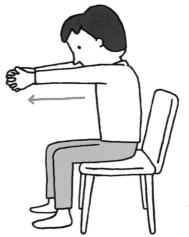

숨을 천천히 내쉬면서
양손을 앞으로 내민다.

숨을 내쉬면서 팔을 앞으로 뻗는다. 가능한 지점까지 뻗고 20초 정도 유지한다. 상체가 앞으로 기울어지지 않도록 주의한다.

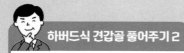

앞뒤로 돌리며 견갑골 풀어주기

스마트폰을 보느라 어깨가 자주 말려 있다면 적극적으로 해보자

견갑골 부위가 경직되면 가동 범위가 좁아지면서 팔을 올리거나 내리고, 앞으로 내미는 것과 같은 상반신 동작에 큰 제한이 생긴다. 두 번째 동작은 '팔을 올려서 견갑골을 열어 올리는 자세'와 '팔을 아래로 내려서 견갑골을 모아 내려주는 자세'로 견갑골의 유연성을 높여준다. 이때 반드시 등을 곧게 펴고, 가슴을 활짝 연 상태에서 해야 한다. 등이 구부정한 상태에서 팔을 회전하면 오히려 역효과를 불러일으킨다. 가슴을 열면 수축하기 쉬운 가슴 앞쪽 근육 '대흉근'과 '소원근'도 함께 스트레칭이 된다. 말린 어깨와 구부정한 등이 신경 쓰인다면 적극적으로 해보자.

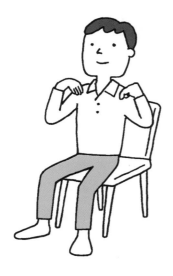

1

등을 쭉 펴고 손가락을
좌우 어깨에 올린다.

등받이에 등이 닿지 않게끔 앉은 상태에서
등을 곧게 세운다. 이 상태에서 손을 좌우
어깨에 올리고 가슴을 확실히 편다.

2

앞뒤로 크게 5번씩 회전한다.

양 팔꿈치로 원을 그리듯 팔 전체를 앞에서 뒤
로 5번, 뒤에서 앞으로 5번 돌린다. 가능한 범
위 내에서 큰 동작으로 돌리고 손가락은 어깨
에서 떨어지지 않도록 한다.

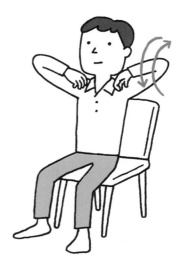

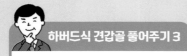

수건 올렸다가 내리기

견갑골뿐만 아니라 어깨 관절의 가동 범위도 커진다

책상 업무 등으로 몸을 앞으로 기울인 상태로 계속 앉아 있으면 흉부가 압박되어 호흡근의 움직임에 제한이 생긴다. 세 번째 동작은 '어깨를 위로 올릴 때 견갑골을 올리는' 자세와 '어깨를 내릴 때 견갑골을 내리는' 자세에 집중해 움직이면서 어깨부터 등 주변 근육을 풀고 흉곽의 움직임도 부드럽게 만든다. 또 수건을 사용하면 등 부위 근육인 '승모근'과 '광배근', '척주 기립근'도 효과적으로 단련되어 자세도 개선할 수 있다.

다리와 허리에 힘이 없다면 의자에 앉아서 해도 괜찮다. 서서 할 때도 앉아서 할 때도 견갑골 주변은 확실히 풀린다.

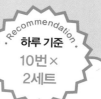
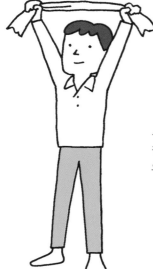

1

수건을 팽팽하게 잡고
팔을 위로 들어 올린다.

수건을 어깨너비보다 넓게 잡고 그 상태에서 양
팔을 위로 올린다. 수건을 어깨너비보다 좁게 잡
으면 견갑골의 가동 범위가 좁아지니 주의한다.

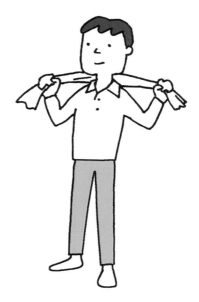

2

천천히 목뒤로 끌어내린다.

등을 쭉 편 상태에서 수건이 목뒤에 오게
끔 팔꿈치를 천천히 굽히고, 다시 천천히
편다. 같은 동작을 10번 반복한다.

호흡근을 움직이려면
'마시기'보다 '길게 내쉬기'를 의식한다

횡격막을 확실히 움직이는 복식 호흡을 습득하자

뻣뻣한 견갑골을 부드럽게 풀었다면 이제부터는 가장 중요한 호흡근을 살펴보자. 호흡근을 움직이는 힘은 70%가 횡격막에서 나온다. 횡격막을 제대로 사용하는 복식 호흡을 의식적으로 실시해 깊고 안정된 호흡을 해보자. 횡격막은 숨을 마실 때 수축하여 아래로 움직이고, 숨을 내쉴 때 느슨해지며 위로 움직인다. 이러한 상하 운동의 차이가 크게 벌어지면 벌어질수록 횡격막이 단련되어 가동 범위가 넓어진다.

최근에는 복식 호흡을 제대로 못하는 사람, 횡격막을 움직이지 못하는 사람이 적지 않다. 일반적인 복식 호흡 방법대로 "숨을 마시며 배를 크게 부풀려보세요."라고 하면, "배를 못 부풀리겠어요."라고들 한다. 이럴 때는 속근육인 호흡근을 움직이기 전에 먼저 견갑골을 움직여, 흉곽과 호흡근을 연동해서 움직이는 습관을 기르도록 안내한다.

복식 호흡을 하면 배가 부풀어 오르는 이유

기본적인 복식 호흡법을 머릿속에 넣어두자. 복식 호흡이라고 하면, 숨을 마실 때 배가 부풀어 오르기 때문에 배에 공기가 들어갔다고 착각하는 사람이 있는데 공기가 들어가는 곳은 오로지 폐 안이다. 배가 부풀어 오르는 현상은 늑골 아래 '횡격막'이라는 근육이 내려간 결과다.

횡격막은 장기가 위치한 신체 안을 가로지르는 막 형태의 근육으로, 가슴과 배의 경계를 짓는다. 위쪽 공간은 심장과 폐가 있는 흉강이다. 아래 공간은 위와 장, 간장, 췌장 등이 있는 복강이다. 숨을 마실 때는 횡격막이 긴장해서 수축하고, 돔 형태였던 지붕이 내려간다. 그럼 폐 속의 압력이 낮아져 공기가 들어와 흉강이 넓어지고, 복강은 아래로 눌린다. 그래서 소화 기관이 갈 곳을 잃고 앞으로 밀리면서 배가 부풀어 오른다. 숨을 내쉴 때는 횡격막이 느슨해지면서 위로 올라가 돔 형태가 된다. 폐에서 공기가 빠져나가 흉강이 오므라들기 때문에 복강도 원래 자리로 내려가고, 배도 원래 상태로 돌아간다.

숨을 내쉬기가 힘든 사람은 먼저 폐활량을 늘려보자

견갑골을 움직여도 횡격막의 움직임이 좋지 않아서 복식 호흡을 제대로 못하는 사람도 있을 것이다. 그런 사람은 대체로 숨을 잘 내쉬지 못한다. 우선 숨을 내쉬는 데 필요한 근육 훈련부터 시작해보자.

간단한 방법으로 풍선 불기를 추천한다. 쉬울 것 같지만 의외로 높은 폐활량이 필요하다. 볼을 잔뜩 부풀려 필사적인 표정으로 숨을 내쉬는 사람도 있다. 이렇게 해서는 공기를 몸 밖으로 내보내지 못하고 풍선도 좀처럼 부풀지 않는다. 입을 오므리고, 복식 호흡을 통해 배에서부터 천천히 길게 숨을 내쉬어야 공기를 많이 내보내게 된다. 풍선을 불면 마치 놀고 있는 것처럼 보이지만, 제대로 된 속근육 트레이닝이 된다. 변화를 보기 위해서 '첫 숨에 풍선이 얼마나 부풀어 오르는지' 관찰하면서 해보자. 계속하다 보면 풍선이 커진다. 이 현상은 호흡근이 단련되어 폐활량이 증가하고 있다는 증거다.

횡격막의 가동 범위를 넓히면서
스트레스를 해소하는 몸과 마음을 만든다

96쪽부터는 내가 고안한 호흡법 여덟 가지를 안내하고, 다음으로 호흡 부진에 직결되는 자세를 바로잡는 행동을 소개하려고 한다. 호흡법에 대해서는 나의 연구 이론을 바탕으로 마시는 숨의 길이, 내쉬는 숨의 길이, 멈추는 숨의 길이를 기재했는데 1초를 더하거나 덜했다고 해서 효과가 없어지지 않는다. 세부적인 점에 너무 집착하면 반대로 자율신경의 균형이 무너지게 되니 편안한 마음으로 임하길 바란다. 기본적으로는 횡격막을 확실히 움직이고, 내쉬는 숨을 중요시해야 한다.

복식 호흡 방법

호흡법의 기본이 되는 복식 호흡을 바르게 하고 있는가?

1 배에 손을 대고 움직임을 확인하면서 코로 천천히 숨을 마신다. 무리해서 크게 마시면 어깨에 힘이 들어가니 주의한다.

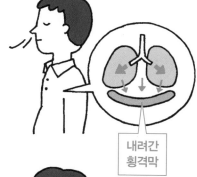

내려간
횡격막

2 배에 들어간 힘을 빼면서 코로 숨을 내쉰다. 느린 속도를 유지하며 가늘고 길게 내쉰다.

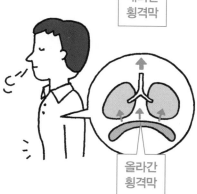

올라간
횡격막

하버드식 호흡법의 기본인 복식 호흡은 '마시는 숨보다 내쉬는 숨을 길게' 하는 데 집중해야 한다. 또 처음에는 폐에 남은 공기를 가볍게 내쉰 다음 숨을 마셔보자.

기본 호흡법

부교감신경에 스위치를 넣는 호흡법

'내쉬는 숨을 두 배로'만 하면 되는 간단한 호흡법이다. 포인트는 횡격막을 확실하게 위아래로 움직이는 데 있다. 즉 복식 호흡을 제대로 하는 셈이다. 내쉬는 시간을 길게 유지하도록 의식한다. '스트레스로 흥분될 때', '호흡이 얕아질 때' 해보자. 또 체내 시계, 뇌파 사이클에 맞춰 '60~90분마다 휴식'을 취할 때도 이 호흡법을 권한다. 부교감신경의 스위치를 틈틈이 자극하면 흐트러진 자율신경의 균형을 조절하고 스트레스를 해소하기 쉬운 심신을 만들 수 있다.

 효과 만점!

- 긴장 완화
- 횡격막 트레이닝
- 뇌의 피로 완화

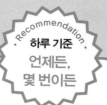
4초 동안 마시고,
8초 동안 내쉰다

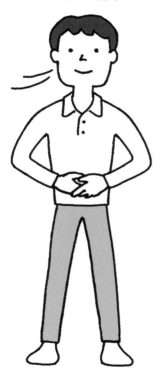

1 내쉬기

편안한 자세로 서거나 앉아서, 코로
가볍게 숨을 내쉰다.

＊하버드식 호흡법은 숨을 내쉬기부터 시
작한다.

2 마시기

배를 부풀리면서 4초 동안 코로 숨을
마신다.

3 내쉬기

배를 안으로 당기면서 8초 동안 코로
숨을 전부 내쉰다.

4 반복

기분이 안정될 때까지 2~3번 과정
을 반복한다.

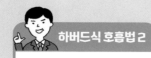

4·4·8 호흡법

불안과 공포, 스트레스를 느낀다면 이 호흡법을 해보자!
3분 내에 차분해진다

　　스트레스를 받으면 뇌의 시상하부가 반응하여 불안과 공포를 일
으키는 교감신경이 활성화된다. 뇌의 본능적인 반응이기 때문에 막
을 방법이 없다. 하지만 호흡법을 활용하면 교감신경을 조절할 수
있다. '4·4·8 호흡법'은 '기본 호흡법' 사이에 숨을 멈추는 시간을
끼워 넣으면 된다. 이 호흡법은 온몸의 세포에 산소가 더욱 잘 전달
되도록 하고, 5분 정도 지속하면 부교감신경이 올라간다. 내가 개발
한 호흡법 중 현재 가장 널리 알려진 방법이다.

 효과 만점!
- 긴장 완화
- 짜증 억제
- 불안 해소
- 스트레스 해소
- 횡격막 트레이닝
- 잠이 안 올 때

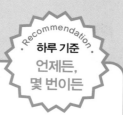
4초 동안 마시고,
4초 동안 숨을 멈춘 후
8초 동안 내쉰다

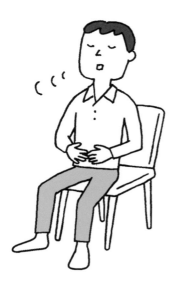

1 내쉬기

의자에 앉아서 등을 쭉 펴고, 코를 통해 2~3번 복식 호흡한 후 숨을 모두 내쉰다.

2 마시기

배를 부풀리면서 4초 동안 코로 숨을 마신다.

3 멈추기

4초간 숨을 멈춘다.

4 내쉬기

배를 안으로 당기면서 8초 동안 코로 숨을 모두 내쉰다. 2~4번 과정을 2번 반복한다.

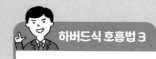
5·5·5 호흡법

강한 불안감과 긴장감에 빠질 듯한 기분이 들 때 재빨리 진정시켜준다

미국의 군대나 경찰 조직에서는 곤란한 상황과 공포에 직면할 때, 수습책으로 '전술 호흡(Tactical Breathing)'을 활용한다. 5·5·5 호흡법은 미국의 전술 호흡과 같은 효과를 누리게 될 뿐만 아니라 간격이 약간 길어서 구강 호흡과 얕은 호흡을 개선하기에도 좋다. 스트레스를 잔뜩 받게 되는 상황에 직면하면 즉시 해보자. 맥박과 혈압을 낮추고, 혈중 이산화탄소의 과도한 저하 현상을 막을 수 있다. 심한 긴장으로 공황 상태에 빠지지 않도록 막아주고, 기분을 냉정하게 유지하도록 돕는다.

 효과 만점!

- 긴장 완화
- 공황 상태 방지
- 불안 해소
- 전신 세포에 산소 공급
- 자율신경의 전반적인 에너지 상승

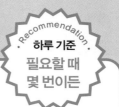
1 내쉬기

편안한 자세로 앉아 천천히 코로 숨을 내쉰다. 의자에 앉아도 좋고 양반다리를 하고 바닥에 앉아도 괜찮다. 자신에게 편안한 자세로 앉으면 된다.

2 멈추기

5초간 숨을 멈춘다.

3 마시기

배를 부풀리면서 5초간 코로 숨을 마신다.

**5초 간격의 호흡을
5번 정도 반복한다**

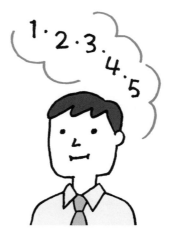

4 멈추기

5초간 숨을 멈춘다.

5 내쉬기

배를 안으로 당기면서 5초간 코로 천천히 숨을 내쉰다.

6 반복

2~5번 과정을 5번 반복한다.

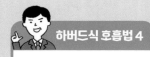

한쪽 코 호흡법

마음 상태에 따라 좌우 내쉬는 숨의 균형을 바꾸면 된다

콧구멍은 왜 2개일까? 좌우 콧구멍이 교대로 일하기 때문이다. 사실 코점막은 2~3시간마다 좌우 교대로 부풀어 오르게 되어 있다. 코점막이 부푼 쪽은 공기가 잘 통하지 않아서 일시적으로 휴식 상태에 들어간다. 이러한 코의 순환 과정은 '비주기(Nasal Cycle)'라고 불린다. 오른쪽 코로 호흡할 때는 교감신경과 좌뇌가 활성화되고 왼쪽 코로 호흡할 때는 부교감신경과 우뇌가 활성화된다.

 효과 만점!
- (오른쪽 코를 누를 때) 긴장 완화
- 전신의 세포에 산소 운반
- 자율신경의 전반적인 에너지 상승
- 코호흡 트레이닝

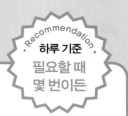
1 쥐기

눈을 감고 입을 다문 상태에서 오른쪽 엄지와 검지로 콧방울을 쥔다.

2 숨을 전부 내쉬기

검지를 떼어내고, 엄지로 오른쪽 콧방울을 꾹 눌러 콧구멍을 막는다. 왼쪽 콧구멍으로 5초 동안 천천히 숨을 내쉰다. 숨을 전부 비워낸다.

3 멈추기

그 상태로 5초 동안 숨을 멈춘다. 익숙해질 때까지 3번 과정을 건너뛰어도 좋다.

4 마시기

검지를 왼쪽 콧방울 옆에 다시 두고 꾹 눌러 왼쪽 콧구멍을 막는다. 엄지를 떼어낸 후 오른쪽 콧구멍으로 5초간 천천히 숨을 마신다.

5

멈추기

2~4번 과정을 5번 반복한 후, 마시는 쪽과 내쉬는 쪽의 콧구멍을 바꿔서 같은 방법으로 호흡한다.

긴장될 때, 오른쪽 코를 막고
왼쪽 코로 여러 차례 호흡한다

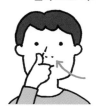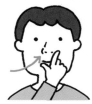

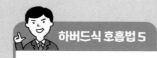
1:1 호흡법

의욕이 생기지 않는 아침에도 단 3분 만으로 머리가 산뜻해진다!

'어쩐지 의욕이 샘솟지 않네.', '집중력을 높이고 싶어.', '이제 막 일어나서 아직 멍한 머릿속을 깨우고 싶다.'는 생각이 들 때 추천하는 호흡법이다. 우선 빠르게 복식 호흡하여 교감신경을 자극한다. 빠른 호흡으로 기분이 고조되어 갑자기 의욕이 샘솟는다. 그 후 천천히 복식 호흡하면 부교감신경의 스위치가 켜진다. 교감신경과 부교감신경 모두 깨워 균형을 맞추기 때문에 기분을 북돋우면서도 냉정함까지 유지하게 된다.

 효과 만점!
- 의욕이 높아짐
- 기분이 고양됨
- 기합 넣기
- 집중력 향상
- 기상 시 멍한 감각 해소

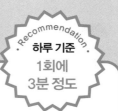

흉식 호흡과
복식 호흡을 적절히 섞어
자율신경 조절

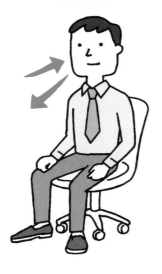

1 내쉬기

앉거나 서서 등을 곧게 펴고 코로
숨을 전부 내쉰다.

2 마시기

빠르게 코로 숨을 마신다.

3 내쉬기

코로 숨을 한 번에 내쉰다.

4 반복

2~3번 과정을 4~5번 반복한다.

5

마시기

배를 부풀리면서
3초간 코로 숨을
마신다.

6

내쉬기

배를 안으로 당기
며 6초간 코로 숨
을 내쉰다.

7

반복

5~6번 과정을 4~5번 반복한다.

＊2~3번 과정은 흉식 호흡, 5~6번 과
정은 복식 호흡으로 한다.

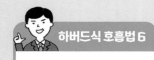

림프 호흡법

습관으로 만들면 부종과 나른함이 사라진다

재택근무로 외출할 기회가 줄어들거나 책상 앞에 계속 앉아서 근무하면 몸을 움직이지 않게 된다. 근육이 움직이지 않아 흐르던 림프가 정체되어 여분의 수분과 노폐물, 피로 물질 등이 체내에 쌓이면서 피로와 나른함도 점점 심해진다. 횡격막 근처에 림프가 모이는 공간 '가슴 림프관 팽대'가 있다. 이곳에 적절한 압력을 가하면 림프액의 순환이 좋아진다. 기분이 편안하다고 느껴지는 횟수만큼 자유롭게 한 후 그대로 잠들어도 좋다. 다음 날 아침 몸이 한결 가벼워진다.

효과 만점!
- 부종 해소
- 노폐물 배출
- 피로 해소
- 림프 순환
- 면역 기능 개선

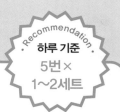
수면 중에 노폐물을
확실히 내보내며 디톡스

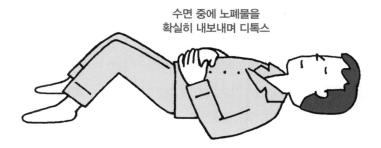

1 눕기

온몸의 힘을 빼고 편하게 누워 무릎을 가볍게 세운다. 양손은 배 위에 둔다.

2 내쉬기

코로 가볍게 숨을 전부 내쉰다.

3 마시기

코로 천천히 숨을 마시고, 배를 크게 부풀린다.

4 내쉬기

배를 안으로 당기면서 길게 천천히 코로 숨을 내쉰다. 마시는 시간보다 길게
내쉬도록 의식한다.

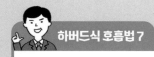
10·20 호흡법

몸은 피곤한데 신경이 흥분하여 잠들지 못할 때

　밤에도 교감신경이 계속 활성화되어 몹시 피곤할 때 시간을 들여 해볼 만한 호흡법이다. 평소 습관적으로 얕은 호흡을 한다면 힘들게 느껴져 꾸준히 하기가 어려울지도 모른다. 가능하다면 10~20분 정도 시간을 들여 하는 편이 이상적이지만 처음에는 가능한 범위 내에서만 해도 괜찮다. 생각을 멈추고 호흡에만 집중하면 효과가 더욱 높아진다.

 효과 만점!

- 교감신경 진정
- 부교감신경 활성화
- 쉽게 잠들기
- 호흡근 트레이닝

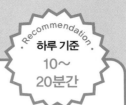

부교감신경을 활성화해
기분 좋게 잠든다

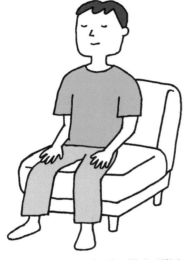

1 내쉬기

자세를 바로잡고 앉아서
하복부를 천천히 조이며
코로 숨을 전부 내쉰다.

2 마시기

하복부와 항문의 힘을 빼
고 10초간 천천히 코로 숨
을 마신다.

3 내쉬기

20초 동안 천천히 코로 숨
을 전부 내쉰다. 이때 몸에
힘을 주지 않도록 한다. 목
에서 가슴까지 천천히 힘
을 빼면서 가늘고 길게 숨
을 내쉰다. 항문도 조인다.

* 잠자리에 누워서 하다가 그대로 잠들어도 괜찮다.

4 반복

2~3번 과정을 자신의 속도에 맞춰 반복한다. 10분간 20번 정도 실시한다.

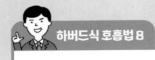
마음 챙김 호흡법

지금, 여기에 집중하여 산만한 뇌를 정리한다

마음 챙김은 조용한 실내에서 하거나 산책하면서 하는 등 다양한 방법이 있다. 어느 쪽이든 오로지 '지금'에 집중하며 평가하거나 생각하지 않는다. '마음 챙김 호흡법'에서는 '호흡'에 의식을 둔다. 처음에는 1분도 안 되어 잡념이 떠오를지도 모른다. 그럴 때는 잡념을 보자기에 싸서 버리듯 흘려보내고, '호흡'에 집중한다. 반복해서 진행하는 동안 집중할 수 있는 시간이 늘어난다. 목욕할 때 해도 좋다.

효과 만점!

- 불안 해소
- 스트레스 해소
- 집중력 향상

- 안정감 상승
- 판단력 향상

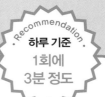

Recommendation
하루 기준
1회에
3분 정도

습관으로 만들면
스트레스에 휘둘리지
않게 된다

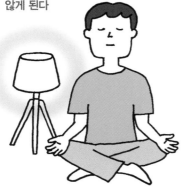

1 **앉기**

등을 곧게 펴서 앉는
다. 누운 상태 또는 걸
어가면서 해도 된다.

2 **내쉬고 마시기**

눈을 감고 몸의 감각에 의식을 집중하여 코로 천천히 숨을 마시고, 코로 천천히
내쉰다. 공기가 콧구멍을 통과하는 상태를 의식한다.

3 **집중**

호흡의 속도나 횟수를 조절하려 들지 말고, 현재 상태를 평가하거나 다른 생각을
하지 않는다. 지금 이 상태를 유지하면서 자신의 호흡(공기가 나가고 들어오는
상태)에만 의식을 집중한다.

4 **흘려보내기**

만약 도중에 잡념이 떠오르면 '지금, 생각하고 있구나.' 하고 마음속으로 확인한
다. 잡념을 보자기에 꽁꽁 싸 휴지통에 버리는 이미지를 떠올린 다음 다시 호흡
을 의식하고 '지금'에 계속 집중한다.

'발바닥'에
의식을 집중하여 선다

'솔 신세시스'를 실천하여 속근육을 단련한다

자세가 안 좋으면 나이가 들어 보인다. 반대로 등이 곧은 사람은 젊어 보인다. 하지만 자세는 겉으로 보이는 인상만으로 끝낼 이야기가 아니다. 자세가 안 좋으면 흉골이 기울어져 폐가 압박받기 때문에 폐활량이 떨어진다. 호흡은 얕아지고, 최종적으로 피로를 풀어주는 세포 호흡에 이상이 나타난다. 자세를 바로잡고 싶을 때, '발레톤(Balletone)'을 해 볼 만하다. 특별한 도구는 필요 없고, 해보기도 쉽다. 아름다운 균형이 필요한 '발레', 호흡을 조절하면서 자율신경의 균형을 맞추고 체간을 단련하는 '요가', 효율적으로 근육을 단련하는 '근육 트레이닝' 이 세 가지 요소를 조합하여 뉴욕에서 새롭게 탄생한 운동이 바로 발레톤이다. 미국에서 유행 중인 이 발레톤이라는 운동을 혹시 알고 있는가? 나도 개발에 참여했는데, 그 기본은 '균형 있게 서기'다. 하는 방법은 매우 간단하다.

발바닥 중 엄지발가락이 연결된 발볼 부위, 새끼발가락이 연결된 발볼 부위, 그리고 발뒤꿈치 이렇게 총 세 곳에 균등하게 중심을 두고 서기만 하면 된다. 이렇게 서는 방식은 '발의 통합'이란 의미를 지닌 '솔 신세시스(Sole Synthesis)'라고 불리는데, 척주를 지지하는 속근육을 효율적으로 단련해준다.

또 척주에서 골반 주변 근육에 올바른 균형으로 힘이 실리기 때문에 뒤틀린 골반도 바로잡게 된다. 습관으로 만들면 자세가 좋아지며, 호흡도 개선되어 정신적인 면에서도 스트레스 해소와 피로 해소 효과를 기대해볼 만하다.

횡격막의 올바른 가동 범위를
뇌에 새긴다

똑바로 누워서 의자에 발을 올리기만 하면 된다

누워 있는 것만으로도 횡격막의 가동 범위가 넓어지는 스트레칭이다. 똑바로 누워서 의자에 발을 올려 엉덩이를 약간 높게 든 상태에서 호흡한다. 배에 들어간 힘이 풀리면서 횡격막이 잘 움직이기 시작한다. 게다가 엉덩이를 들고 있어서 자연스럽게 배에 압력이 가해져 숨을 마실 때 횡격막이 내려가기 쉬워지고 호흡도 깊어진다.

똑바로 누운 후 무릎을 90도로 만들어 의자에 발을 올린다. 엉덩이 아래에는 쿠션이나 수건을 두어 엉덩이가 바닥에서 5~10cm 위로 들리게끔 한다. 이 상태에서 횡격막의 움직임을 느끼면서 코로 천천히 호흡하면 된다. 반복하면 뇌가 횡격막의 바른 가동 범위를 학습하여 서 있을 때나 걸을 때도 바른 상태를 쭉 유지하게 된다. 요추 전만 개선에도 도움이 된다.

앉아서 몸에 밴드를 감고
편안하게 자세 개선

운동 밴드나 수건을 감아서 숨을 쉬기만 하면 된다

원래 재활 치료 목적으로 시작된 필라테스는 흉식 호흡을 통해 올바른 자세에 꼭 필요한 유연한 척주와 체간 근육을 만드는 운동이다. 흉식 호흡은 호흡근 중에서도 가슴 주변의 근육인 늑간근을 집중적으로 사용한다. 흉식 호흡을 올바르게 하면 폐활량이 늘어나고 속근육도 효과적으로 단련되어 상반신이 튼튼하면서도 유연해진다. 올바른 흉식 호흡을 익히려면 늑골 아래에 운동 밴드처럼 긴 천을 단단히 감아 호흡을 깊게 하면 된다. 늑골 아래를 천으로 잡아주면 횡격막이 움직이지 않고 복식 호흡으로 바뀌는 일 없이 흉식 호흡을 유지하며 깊게 호흡할 수 있다. 이때 허리를 뒤로 젖히지 않도록 주의해야 한다. 횡격막을 강화하는 하버드식 호흡법과 달리 이 호흡은 코로 마시고 입으로 내쉰다. 살짝 벌린 입 사이로 천천히 숨을 내쉬어보자.

지하철 안을 헬스장으로 만들면 출퇴근이 편해진다

지하철은 최고의 트레이닝 장소

보통 지하철 안에서는 스마트폰만 바라보고 있을 때가 많다. 실제로 이런 경우에는 습관적으로 나쁜 자세를 취할 가능성이 높다. 스마트폰은 화면이 작아서 화면에 열중하면 자연스럽게 목이 아래를 향하게 된다. 그럼 목에 머리 무게가 전부 실려 무의식적으로 힘을 분산하고자 고양이 등처럼 구부정한 자세를 하게 된다. 스마트폰을 보지 말라고 하진 않겠다. 하지만 지하철에 있는 동안 스마트폰만 보는 대신 한 구간만이라도 자세와 호흡에 의식하는 시간을 가져보자.

추천 방법은 4초 동안 마시고 8초 동안 내쉬는 '기본 호흡법(96쪽)'이다. 서서 해도, 앉아서 해도 괜찮다. 지하철에서 균형을 잘 잡고 하다 보면 동시에 체간도 기르게 된다. 일부러 헬스장에 가거나 특별한 운동을 하지 않아도 일상생활 중 해볼 만한 방법이 참 많다. 오히려 하기 쉬워야 지속 가능하다. 꾸준히 실천해 건강한 몸과 마음을 만들어보자.

쇼윈도를 발견하면
즉시 자세를 체크하자

피하고 싶다면 안 좋은 자세를 오랫동안 취했다는 뜻

척주는 S자 커브를 그린 형태가 가장 자연스러운 모습이다. 또 척주를 지지하는 근육도 S자 커브를 유지할 때 힘을 배분하는 균형이 가장 좋아져 어느 부위의 근육에도 부담이 가지 않는다. 자세를 바르게 유지하려면 배와 등 주변의 근육을 사용해야 한다. 예를 들어 배에 힘이 없고 중심이 앞으로 쏠린 구부정한 자세를 하면 등과 배 부위의 근육이 쓰이지 않는다. 근육에 힘이 빠진 만큼 편하게 느끼기도 한다. 하지만 실제로는 힘을 뺀 부위의 반대쪽 근육에는 긴장과 부담이 계속 실린다. 좋지 않은 자세를 이어 가면 횡격막의 움직임이 나빠지고 결과적으로 자율신경의 균형이 무너지기 쉽다. 세포 호흡도 정체되고, 결림과 통증이 생겨 컨디션 저하의 원인으로 작용한다. 수시로 자리에서 일어나 자세를 바로잡는 습관을 들이자.

앉아 있는 시간이 길면 길수록 정신적인 건강에도 문제가 생길 확률이 높아진다는 연구도 있다. 또 '서기', '앉기', '걷기' 등 일상적으로 많이 하는 자세에도 신경을 쓰면 자세를 유지하는 근육이 단련된다. 예를 들어 걸을 때 쇼윈도 등에 비치는 자신의 자세를 자주 살피고 그때그때 자세를 바로잡기만 해도 근육 트레이닝을 한 셈이다.

45~90분에 한 번, 1분간 호흡 체조를 통해 자율신경의 균형을 조절한다

자주 일어서서 자세를 바로잡을 여유를 갖기 어렵다면 45~90분에 한번, 몇 분간 호흡 체조를 해보자. 온몸의 모세혈관이 이완되고 말초의 혈류도 상승한다. 1분간의 호흡 체조로 추천하는 호흡법은 4초에 걸쳐 코로 숨을 마시고, 8초 동안 코로 숨을 내쉬는 '기본 호흡법(96쪽)'이다. 5번 반복하기만 하면 된다.

만약 피로가 쌓여 있거나 더욱 편안하게 쉬고 싶다면 1분간 호흡한 후, 4초간 숨을 마시고, 4초간 가볍게 숨을 멈춘 후, 8초 동안 숨을 내쉬는 '4·4·8 호흡법(98쪽)'을 여러 차례 추가해도 좋다. 비결은 '내쉬기'도 '마시기'도 코로 하는 데 있다. 또 내쉴 때는 배를 쥐어짜듯 안으로 당기며 숨을 전부 비워내자. 이렇게만 해도 횡격막이 천천히 이완되며 부교감신경을 드높여 편히 휴식하게 된다.

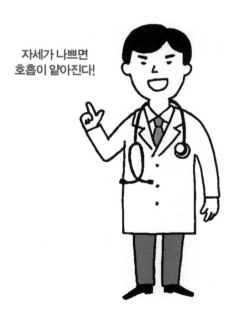

자세가 나쁘면
호흡이 얕아진다!

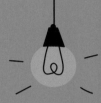

3장

스트레스는
인체의 '구조'를 보면 이해하기 쉽다

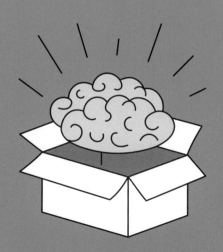

스트레스를 필요 이상으로
두려워하지 않아도 된다

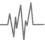

'스트레스 반응'은 뇌에서 시작된다

스트레스는 '외부에서 어떤 자극이 가해졌을 때 생체 내에서 생기는 왜곡 상태'라고 정의되는데, 스트레스 요인과 스트레스 반응으로 나누어 생각해볼 수 있다. 스트레스 요인, 스트레스 반응이라는 용어는 혼동하기 쉽지만 각각 구분해서 받아들여야 자신의 정신 건강 상태를 객관적으로 파악할 수 있다.

스트레스가 생기는 메커니즘은 다음과 같다. 우리 몸은 스트레스 요인이 생기면 뇌의 시상하부로 전달된다. 시상하부는 생체의 항상성을 유지하기 위해 자율신경과 호르몬을 제어한다. 스트레스를 받게 되면 정신적인 항상성이 유지되지 못해 체내 균형이 무너져 컨디션 난조를 일으킨다. 즉 스트레스 반응으로 나타난다.

스트레스 반응에는 '심리', '신체', '행동'과 같이 크게 세 가지 측면이 있다. 그리고 사람마다 다른 방식으로 나타난다. 스트레스를 어떻게 받

스트레스 반응

- **마음의 반응**
  흥분, 불안, 긴장, 울적함, 짜증, 초조, 억울, 공포, 분노, 죄책감 등
- **몸의 반응**
  두통, 두근거림, 심박과 혈압 상승, 어깨 결림, 현기증, 변비, 설사, 불면 등
- **행동의 반응**
  거식, 과식, 음주량과 흡연 증가, 분노 폭발, 은둔, 쇼핑, 즉흥적인 행동 등

아들이는지에 따라 '마음, 몸, 행동 중 어느 쪽에 반응이 나타나는지', '어느 정도로 반응이 일어나는지' 각기 다르다.

뇌는 '좋은 스트레스'든 '나쁜 스트레스'든 자극으로 받아들인다

스트레스라고 하면 부정적인 면만 떠오르는데 꼭 그렇지만은 않다. 스트레스에도 좋은 스트레스가 있다. '수험 전에 너무 긴장해서 잠들지 못하는' 식의 좋지 않은 반응도, '열심히 준비한 이벤트를 하기 전 기분이 고조되는' 좋은 반응도 뇌 입장에서 보면 모두 '스트레스 요인'에 따른 반응이다. 스트레스 반응은 사람마다 다르지만 신체를 구조적으로 살펴보면 자극에 대해 자율신경과 호르몬이 반응한 '결과'라고 할 수 있다.

스트레스를 적절하게 대처하지 못하면 질환으로 이어질 수도

스트레스를 적절하게 대처하지 못하고 그대로 방치하면 장애나 질병으로 진행되기도 한다. 이 책의 내용이 스트레스 해소에 도움이 되리라 보지만 만약 상태가 계속 악화한다면 반드시 의사의 도움을 받아 나쁜 스트레스의 늪에서 빠져나오자.

스트레스에 의한 장애와 질환

- **적응 장애**
  환경과 변화에 견디지 못할 때 나타나는 심신의 이상 증상과 행동을 말한다. 등교 거부, 출근 거부, 은둔형 외톨이 등

- **정신 장애**
  감정이 불안정해져 일상생활에 지장이 생긴다. 우울증과 신경 쇠약 등

- **심신증**
  심리적 스트레스로 발생한 신체적 질환

- **번아웃 증후군**
  어떤 일에 헌신적으로 몰두했으나 기대에 못 미치는 결과를 얻어 극도의 피로와 감정 고갈 상태를 보이는 증후군

- **심적 외상 후 스트레스 장애(PTSD)**
  죽음의 위험 등 트라우마가 될 만한 사건과 충격을 체험한 후 지속적인 공포감과 무력감, 기억 장애, 신체 이상이 생기는 증상

정신적으로 '앓는 사람'과 '앓지 않는 사람'의 차이

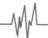

스트레스가 발생하는 심리적 메커니즘

어떠한 스트레스 요인에 맞닥뜨릴 때, 우선 이 상황을 부담으로 볼 것인가에 대한 평가 과정이 일어난다. 부담이라고 판단하지 않는다면 스트레스 반응은 나타나지 않는다. 하지만 부담이라고 판단하면 초기 단계에서 부담으로 인한 손실을 조금이라도 가볍게 만들려는 대처 노력이 시작된다. 적절하게 대처하는 사람은 문제없이 넘어가지만, 대처를 잘하지 못하면 심리적인 반응이 나타난다.

가장 처음 나타나는 증상이 '피로감(뇌의 피로)'이다. 잠을 자도 만족감을 얻지 못하는 피로를 가리킨다. 그 후 '짜증'→'긴장감'→'컨디션 저하(두통, 나른함)'→'우울감'과 같은 순서로 스트레스 반응 수준이 높아지고, 스트레스 반응이 만성화되면서 다양한 질환을 불러일으키게 된다.

스트레스 관련 질환은 4가지 경로에서 일어난다

스트레스와 스트레스 관련 질환을 연결하는 경로는 의학적으로 볼 때 다음의 4가지가 있다.

> **스트레스와 스트레스 관련 질환을 연결하는 경로**
>
> ① 호르몬 불균형 ② 자율신경 불균형
> ③ 면역계 불균형 ④ 예측되는 위험 행동 유발

예를 들어 어떤 스트레스 요인이 발생하면 부신피질 호르몬이 분비되어 몸을 보호하려고 한다. 하지만 이것이 장기화되면 혈당치와 혈압이 상승하여 당뇨병과 고혈압으로 이어지게 된다. 또 스트레스 요인은 자율신경의 교감신경을 높인다. 이로 인해 온몸의 모세혈관이 수축하고 혈압이 상승한다. 소화기 활동도 저하된다. 이러한 현상이 만성화되면, 모세혈관의 혈류가 저하된 곳곳에서 세포 호흡이 정체된다. 그 결과 심혈관 질환, 위장 질환 등이 발생한다.

게다가 스트레스 요인에 의해 면역 세포의 균형도 무너지는데, 특히 림프구의 활성이 저하되기 쉽다. 그래서 바이러스에 감염되기 쉽고, 암에 대한 면역 기능도 저하된다. 이 외에도 음주와 흡연, 폭식, 마약 등 건강에 위험한 행동을 하게 되는 사례도 많아 생활 습관병을 키울 위험도 커진다.

지금 스트레스 요인이 있는 사람은 스트레스가 질환으로 나아가는 구조를 이해하고 이 책의 '행동 비결'을 실천하여 조금이라도 빨리 스트레스를 해소하길 바란다.

스트레스 관련 질환의 경로에는 '시상하부'가 크게 관여한다

시상하부는 간뇌에 있고 생체 균형을 유지하기 위해 존재하는 '사령탑'이다. 자율신경계나 내분비계뿐만 아니라 체온조절 중추, 만복 중추, 섭식 중추, 감정 기반 행동 등도 조절한다.

시상하부의 주요 역할
생체 균형을 유지하기 위해서 의지와 무관하게 활동하는 기능을 제어

① 자율신경의 사령탑   ② 호르몬계의 사령탑

③ 체내 시계 조절   ④ 식욕·수면·체온 조절

시상하부를 스트레스로 피폐하게 만들거나 산화시키지 않으려면 시상하부의 주요 기능인 '자율신경계', '내분비계', '체내 시계' 활동을 방해하지 않는 행동을 해야 한다.

자율신경계

자율신경은 신경계의 하나로 호흡·소화·혈액 순환 등을 조절한다. 자율신경에는 흥분과 긴장 상태를 초래하는 교감신경, 긴장을 완화하고 편안하게 해주는 부교감신경이 있다. 이 두 가지 신경의 균형도 시상하부가 조절한다.

내분비계

내분비계는 감정, 식욕, 수면 등에 관련된 각종 호르몬을 분비하는 샘의 집합체다. 호르몬이 필요하면 시상하부가 뇌하수체를 통해 각 장기에 지시를 내려서 호르몬을 생성하고 분비한다.

체내 시계

일정한 리듬으로 활동하고, 휴식하도록 체내를 조절하는 리듬 신호다. 가장 중요한 리듬은 24시간 동안 새겨지는 서커디안 리듬(개일 리듬)이다.

감정은
'신경 전달 물질'로 결정된다

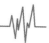

스트레스를 받을 때 느끼는 감정은 호르몬이 결정한다

스트레스를 받으면 뇌 안의 시상하부가 감지해, '지금 스트레스를 받아서 곤란한 상황이다.'라는 정보를 가진 신경 전달 물질이 분비된다. 그결과 불안하거나 화가 나고, 허둥대거나 감정에 치우치는 반응이 생긴다. 신경 전달 물질에는 도파민, 노르아드레날린, 세로토닌 등이 있으며 스트레스가 생겼을 때 감정을 바람직하지 않은 방향으로 이끄는 호르몬은 '노르아드레날린'이다.

코르티솔이 만성적으로 높아지면
위험한 일이 많이 생긴다

시상하부가 조절하는 내분비계에서 스트레스가 발생할 때 분비되는 대표적인 호르몬은 '노르아드레날린', '아드레날린', '코르티솔' 이렇게 세 가지다. 스트레스 호르몬이라고도 불리는 코르티솔은 보통 아침에 가장 많이 분비되며 밤이 되면서 낮아지고 새벽 3시경부터 다시 늘어난다. 분비량이 적당하면 교감신경을 높이고, 근육 내 단백질 대사, 간장에서 이루어지는 당신생, 지방 대사 촉진, 항염증 작용 등 몸에 필요한 기능을 한다. 하지만 과도한 스트레스를 받게 되면 코르티솔 분비가 급격히 증가하여 혈압과 혈당치를 높인다. 게다가 지속되는 스트레스는 신체를 공격하고, 코르티솔 분비를 만성적으로 높아지게 해 불면과 우울증을 유발한다. 고혈압과 당뇨병, 지질이상증과 같은 질환의 원인이 되기도 한다. 코르티솔에는 백혈구의 활동을 억제하는 작용이 있어 면역 기능을 떨어뜨리기도 한다.

코르티솔 분비량을 잘 조절하려면 걷기와 달리기 같은 유산소 운동이 효과적이다. 일상적으로 걷는 사람은 스트레스를 받을 때 걷는 습관이 없는 사람에 비해 코르티솔 분비량이 적다는 연구 결과도 있다.

3대 신경 전달 물질

- **도파민**
  쾌락, 성취감을 가져온다.
- **세로토닌**
  행복한 감정을 가져온다. 또한 노르아드레날린과 도파민의 양을 조절한다.
- **노르아드레날린**
  의욕을 샘솟게 하지만 분비가 너무 늘어나면 불안과 분노로 이어진다.

집중력을 높이는 호르몬은
분노나 불안을 높이기도 한다

노르아드레날린과 아드레날린은 스트레스로 어쩌지 못하는 상황 또는 한계에 다다랐을 때 분비되는데, 기분을 고양해 집중력과 의욕을 만들어주는 호르몬이다. 아드레날린은 주로 뇌와 신경계를 중심으로 효과를 발휘한다. 노르아드레날린은 뇌를 제외한 장기와 근육에 자극을 주는 아드레날린의 전구물질이기도 하다. 특히 집중력 중에서도 단기 집중에 효과가 있다. 마감 기한을 설정하면 노르아드레날린 분비가 촉진되어 집중력을 높이는 데 활용할 수 있다. 하지만 분비량이 너무 많아지면 분노와 불안을 느끼기 쉽고, 수면 장애를 일으켜 우울증이 나타나기도 한다. 스트레스를 지속해서 받고 있다면 걷기, 말하기, 쓰기 등의 간단한 활동을 하면서 느긋하게 지내보자. 아드레날린과 노르아드레날린의 과도한 작용이 억제된다.

스트레스가 폭발할 때 완화를 돕는
항스트레스 호르몬도 있다

스트레스 반응을 가속하는 호르몬이 있는가 하면 완화해주는 호르몬도 있다. 스트레스를 완화하는 호르몬은 여러 종류가 있는데 이 중 '세로토닌'을 빼놓을 수 없다. 세로토닌은 뇌 안에 있는 세로토닌 신경에서 분비된다. 뇌의 신경세포를 활성화해 건강하게 만들어주는 역할을 담당하여 '행복 호르몬'으로도 불린다. 세로토닌은 항스트레스 호르몬이다. 부족하면 정신적인 면에 문제를 일으킨다. 우울증 치료에서는 세로토닌이 늘어나는 것처럼 느끼게 해주는 위약이 사용된다.

감정 변화에 호르몬이 깊게 관여하는 만큼 호르몬을 잘 조절하면 스트레스 반응을 줄일 수 있다. 다음 쪽에서는 호르몬에 접근하여 기분을 조금이라도 나아지게 하고 편안하게 하는 '행동 비결'을 소개한다. 정신적으로 지쳤을 때, 짜증이 날 때, 사소한 일로 걱정될 때처럼 마음이 흔들릴 때 실천해보길 바란다.

스트레스를 받는다고 느낀다면
즉시 심호흡

긴장하거나 흥분하면 무조건 느긋한 호흡을 통해 호르몬을 조절

스트레스를 느끼면 시상하부에서 스트레스 호르몬이 분비되어 자율신경 중 교감신경이 활성화된다. 심박수와 혈압이 오르고 호흡 횟수가 늘어나며 호흡이 얕아지는 상태가 지속되면, 교감신경은 활성화 상태를 유지하게 되고 호르몬 폭주가 시작된다. 노르아드레날린 → 아드레날린 → 코르티솔이 차례로 분비되기 시작하며 감정 조절이 어려워지는 악순환에 빠지게 된다.

악순환을 예방하려면 먼저 호흡을 하자. '마시는 숨보다 내쉬는 숨을 길게 하는' 복식 호흡을 하면 부교감신경을 깨우고, 긴장과 분노를 유발하는 호르몬의 폭주를 재빨리 가라앉히게 된다. 깊고 긴 호흡을 계속 이어 나가기만 해도 긴장감으로 팽팽했던 기분이 차분해지고 평상시 모습을 되찾는다.

부정적인 사고에서 벗어나려면
산책이 가장 좋다

터벅터벅 걷는 대신 경쾌하게 걷기

일이 바빠지면 스트레스가 쌓여서 아무래도 부정적인 사고에 빠지게 된다. 특히 컴퓨터 앞에 앉아 앞으로 기울어진 자세를 유지한 채 '몸은 움직이지 않고, 뇌만 움직이면' 어느새 호흡은 얕아지고 뇌 안의 세포 호흡도 원활하게 이루어지지 않는다. 이로 인해 뇌에 피로가 쌓여 세로토닌의 합성과 분비가 저하된다. 세로토닌은 행복 호르몬이라고도 불리며 스트레스에 저항할 때 큰 역할을 한다. 세로토닌이 저하되면 왠지 짜증이 나거나 불안해지고, 도중에 내팽개치고 싶어지는 식으로 스트레스 반응이 나타난다.

세로토닌 분비를 높이는 대표적인 방법으로 ①햇빛 쬐기, ②리듬 운동, ③씹기를 꼽을 수 있다. 산책을 하면 ①과 ②를 한 번에 할 수 있어 매우 효율적이다. 추천하는 시간대는 아침부터 낮 사이다. '하나, 둘, 하나, 둘' 리듬을 타며 경쾌하게 걷자. 터벅터벅 걸으면 효과가 반감된다.

안 좋은 일이 있었다면
일부러 거울 앞에서 활짝 웃어보자

입꼬리를 올리기만 해도 뇌는 '웃었다'고 받아들인다

'김치'를 발음하며 사진을 찍을 때처럼 입꼬리를 옆으로 최대한 넓혀 웃는 얼굴을 만들거나 광대뼈를 위로 올리는 이미지를 떠올리며 입으로 미소를 지어보자. 이렇게 입꼬리를 올리는 표정을 짓기만 해도 행복 호르몬 세로토닌이 분비된다.

우리 뇌는 잘 속아서 실제로는 웃을 기분이 아니어도 입꼬리가 올라가면 '어라? 입꼬리가 올라갔네. 즐거운 일이 있나 보다. 그렇다면 즐겁다는 정보를 전달하도록 세로토닌을 분비해야겠어!'라고 인식한다. 세로토닌은 불쾌감과 흥분을 가라앉히고, 마음을 안정시켜준다. 세로토닌의 스위치가 켜지기만 해도 마음은 조금씩 편안해진다.

스스로 입꼬리를 올릴 기운조차 없을 때는 손바닥으로 양쪽 입꼬리를 가볍게 누르고 손바닥의 힘으로 살짝 들어 올려보자. 이렇게 해도 뇌는 웃었다고 착각한다.

괴로울 때야말로 예능 프로그램을 보며 마음껏 웃자

입꼬리를 아래로 당겨 '입 모양을 처지게' 만드는 근육(입꼬리 아래부터 턱에 걸친)을 풀어주면, 입꼬리 올리기가 더욱 쉬워진다. 양쪽 입꼬리에 손가락이 닿도록 손바닥을 올려, 위아래로 가볍게 문지르기만 해도 된다. 입꼬리가 잘 올라가고 마음에 여유가 생기면 소리 내어 '하하' 웃어보자. 세로토닌 분비가 더욱 활성화된다.

웃음에는 자율신경의 균형을 조절하는 효과가 있다

좋아하는 예능 프로그램을 볼 때 교감신경이 너무 높아진 상태라면 교감신경이 억제되고, 부교감신경이 너무 높아진 상태라면 부교감신경이 억제된다. 이렇게 웃음은 자율신경의 균형을 맞춰준다. 스트레스를 받으면 좋아하는 예능 프로그램과 동영상을 보며 스트레스를 해소해보자.

'기분 전환의 스위치'가 될 만한 행동을 정해둔다

운동선수의 루틴에는 이유가 있다

예상치 못한 일이 생겨 패닉 상태가 되거나, 기분 전환을 해야 하는데 감정에 질질 끌려다니게 되는 상황은 누구에게나 온다. 스스로 감정을 조절하는 '전환 능력'을 잘 활용하는 달인으로 운동선수들을 꼽을 수 있다. 승리를 목표로 하는 운동선수는 매일 남다른 압박을 견디며 승부에 도전한다. 하지만 눈앞의 일에 온통 마음이 흔들려서는 실력을 발휘할 수 없다.

내가 지도하는 메이저리거, 올림픽 출전 선수, 스모 선수 중 일선에서 활약하는 선수들은 '루틴'이라고 할 만한 자신만의 행동이 따로 있는 경우가 많다. 테니스 선수인 라파엘 나달은 시합 도중 서브 직전에 반드시 코를 몇 초간 만진다. 오사카 나오미 선수는 컨디션이 안 좋아지면 코트를 등지고 타이밍을 살핀다. 루틴을 실행하여 흥분된 마음을 가라앉히는 모습을 보면서 기분 전환에 상당히 능숙하다고 느꼈다.

'4·4·8 호흡법'을 루틴으로 만들어 코르티솔 레벨을 관리하자

일상생활에서는 운동선수만큼 '매 순간 승부를' 봐야 할 일은 적겠지만 기분 전환이 필요할 때는 많을 것이다. 하지만 정해진 행동 루틴을 만들려고 해도 갑자기 엉뚱한 동작을 하면 오히려 타인의 따가운 시선으로 또 다른 스트레스를 받을지도 모른다. 이럴 때 4초 동안 마시고, 4초 동안 숨을 멈추고, 8초 동안 내쉬는 '4·4·8 호흡법(98쪽)'을 스위치로 활용해보자.

기분 전환이 필요할 때에는 스트레스 호르몬, 코르티솔의 분비가 늘어나기 쉽다. '4·4·8 호흡법'을 1회 할 때 걸리는 시간은 16초다. 1분간 호흡 횟수는 약 4번 정도로 적다. 스트레스로 얕아진 호흡을 느긋한 복식 호흡으로 바꿔 심박수를 단번에 낮추면 코르티솔을 관리하는 시상하부에 '이제 스트레스는 없어!'라는 신호를 보내게 된다. 호흡법이라면 언제 어디서든 가능하기 때문에 타인의 눈치 볼 필요 없이 기분을 전환할 수 있다.

욱! 하고 감정이 치밀어 오르면
'5'부터 카운트다운

피가 머리로 솟구치는 느낌이 온다면 분노에 휩싸인 상태

분노는 어떨 때 생길까? 분노의 도화선이라는 말이 있는데, 분노는 불을 지피는 행위와 확실히 닮은 구석이 있다. 가장 빗대기 쉬운 물건은 라이터다. 라이터의 회전식 부싯돌을 딱딱 돌리면 발화석과 마찰을 일으키며 연료인 가스에 착화하여 불이 붙는다. 불꽃이 '분노의 크기'라면, 발화석은 '원인'이다. '연료'는 흥분 상태일 때 분비되는 투쟁 호르몬 '노르아드레날린'에 해당한다.

분노는 기본적으로 내 마음대로 되지 않을 때 생긴다. 원인이 되는 발화석을 문지르는 당사자는 자신이기 때문에 사람마다 성격과 가치관에 따라 부싯돌을 돌리는 횟수도 달라진다. 하지만 분노의 연료가 호르몬이라는 점은 누구나 동일하다.

예상치 못한 흥분은 '코르티솔의 폭주' 상태

분노는 뇌간에 있는 '편도체'에서 일어난다. 불안과 긴장을 부르는 일이 생기면 교감신경이 작용하여 투쟁 호르몬인 '노르아드레날린'이 편도체에 모여든다. 이때 흥분이 가라앉지 않으면 마치 뒤쫓아 가듯 스트레스 호르몬인 '코르티솔' 분비가 시작된다. 순간 이성이 작용하여 편도체가 안정을 되찾으면 다행이지만 이성을 담당하는 전전두엽의 활동이 둔화하면 편도체는 코르티솔로 가득 채워진다. 뇌는 완전히 분노에 지배된 상태가 되어 폭언과 폭력적인 행동을 일으킨다. 코르티솔이 폭주하여 '욱하고 감정이 치밀어 오를 때' 몸 안에서 일어나는 현상이다.

이런 사태를 막으려면 욱하기 전에 코르티솔의 분비를 억제할 필요가 있다. 확실한 방법을 꼽자면 '호흡법으로 부교감신경을 높이자'고 말하고 싶지만, 감정이 고조된 상태에서 호흡법을 시도하기란 현실적이지 않다. 그러니 우선 자신이 분노에 휩싸일 듯하면 '5부터 카운트다운'을 해보자. 이 정도는 가능할 것이다. 분노의 감정은 신기하게도 화를 스스로 '인식'한 순간 어느 정도 가라앉는다. 카운트다운을 시작했다면 스스로 지금의 분노 상태를 인식하고 행동으로 옮긴 셈이니 효과를 보게 된다. 또 평소와는 다른 '카운트다운'이니 침착성을 되찾기도 쉽다.

분노 폭발을 막으려면
화장실로 가자

분노의 감정은 '연료'를 넣지 않으면 오래 가지 않는다

앞에서 욱하고 감정이 치밀어 오르면 '5부터 카운트다운'을 하라고 했는데, 5초 정도로 기분이 가라앉지 않을 때는 분노의 원인이 된 장소에서 일단 벗어나자. 회사라면 잠시 화장실에 가서 휴식을 취해도 좋겠다. 장소를 이동한 후, 마음을 진정시키는 '호흡법'을 실천하면 분노의 힘은 꽤 수그러든다. 분노의 감정은 호르몬 연료가 없다면 오래가지 않는다. 분노의 감정을 높이는 호르몬은 '노르아드레날린'과 '아드레날린'인데 교감신경이 방아쇠가 된다.

가장 추천하는 호흡법은 '5·5·5 호흡법(100쪽)'이다. 5초간 마시고, 5초간 멈춘다. 다시 5초간 내쉬고, 5초간 멈춘다. 마음이 차분해질 때까지 반복한다. '마시고', '내쉬는' 사이에 반드시 '멈추기'를 넣어 과호흡을 방지해야 한다. 심박수나 혈압도 즉시 가라앉기 때문에 좀처럼 낮아지지 않는 교감신경도 차분해지고, 과잉 분비되던 호르몬도 멈춘다.

스트레스로 인한 과식을 막으려면 마음 챙김 목욕을

스트레스로 살찌는 현상은 이성으로는 막기 어려운 과식의 스위치

스트레스가 심해지면 식욕이 멈추지 않는 사람이 많다. 스트레스로 살이 찌는 현상은 호르몬을 생각하면 당연한 일이기도 하다. 스트레스를 받으면 스트레스 호르몬인 '코르티솔'이 늘어나고 반대로 행복 호르몬인 '세로토닌'이 감소한다. 세로토닌은 식욕을 억제하는 작용을 하기 때문에 세로토닌이 감소하면 식욕 억제 스위치가 멈추게 된다.

스트레스로 인한 식욕 폭주를 막으려면 10분 정도 욕조 물 안에 어깨 부위까지 담근 상태에서 '마음 챙김 목욕'을 해보자. 앞에서 소개한 마음 챙김 호흡법을 욕조 안에서 하는 셈이다. 마음 챙김을 실시하면 뇌의 전두엽 활동이 억제되어 이성적으로 판단하게 된다. 스트레스로 마구 먹고 싶어지는 욕구가 생겨도 '먹고 나면 반드시 후회할 테니 그만두자.'라는 냉정함을 되찾는다. 어깨까지 담그는 전신욕 덕분에 대사까지 활발해져 효과적이다.

메이저리그 선수들처럼
껌을 씹으며 평정심 유지하기

각성되고 마음이 편안해져 알파파가 나온다

앞서 이야기한 세로토닌 활성 방법 중 '씹기'가 있었다. 간편하게 해볼 방법은 껌 씹기다. 또 리드미컬하게 씹는 행위는 편안할 때 뇌에서 나오는 뇌파인 '알파파'가 흘러나오게 한다는 사실이 밝혀졌다. 메이저리그 선수들이 시합 중 껌 씹는 모습을 보게 되는데, 입이 심심해서가 아니라 세로토닌 신경을 활성화해 평정심을 유지하려는 행위다. 해보면 알게 된다. 리드미컬하게 껌을 씹다 보면 확실히 마음에 여유가 생기고 편안해진다. 만약을 대비해서 껌을 가방에 넣어 다니면 좋다.

기본적으로 세로토닌 생성은 오전 중에 증가한다. 세로토닌 생성을 기대한다면 밤보다 해가 뜬 시간대를 노리자.

의욕이 생기지 않을 때는
한 번에 두 계단씩 오르자

의욕 스위치를 켜려면 노르아드레날린의 힘을 빌리자

'자, 일 좀 해보자!'라고 마음먹어도 의욕이 생기지 않을 때가 있다. 기분이 좀처럼 따라주지 않을 때는 교감신경에 반응하여 분비되는 '노르아드레날린'의 힘을 빌리자. 노르아드레날린은 스트레스 반응을 폭발하게 만들어 짜증과 흥분을 일으키는 호르몬이다. 하지만 잘 활용하면 단기 집중을 위한 기폭제가 되어준다.

가장 손쉽게 해볼 만한 방법은 몸을 움직이는 것이다. 특히 순발력을 발휘해야 하는 움직임을 추천한다. 몸을 움직인다고 해도 몇 분 정도만 하면 된다. 업무 중이라면 잠시 책상에서 벗어나 한 번에 두 계단씩 올라가거나 내려간다. 혹은 좁은 보폭으로 빠르게 걷는 정도라도 충분히 자극된다. 노르아드레날린은 순식간에 뇌를 각성시켜 기억력과 인지 능력을 높여준다. 다만 한계를 넘어설 때까지 계속하면 너무 흥분하여 역효과가 난다.

평소와 다른 길로 귀가하는 것만으로도 뇌파가 편안해진다

걸으면서 하는 마음 챙김으로 뇌의 기질부터 바꾸자

앞쪽 행동 비결에서 '산책'을 통한 세로토닌 상승효과를 이야기했다. 정신 건강 면에서 더욱 효과가 높다고 알려진 방법은 걷기 명상이라고도 불리는 '마음 챙김 산책'이다. 2장에서도 이미 '마음 챙김 명상법'을 소개했는데, 이번에 다루는 방법은 걸으면서 하는 마음 챙김이다.

마음 챙김이란 명상을 통해 지금 여기에 마음을 둔 상태를 뜻한다. 뇌의 불필요한 회전을 억제하고 스트레스를 줄여 집중력을 향상하는 것으로 과학적으로도 인정받았다. 지금은 우울증과 암 환자의 정신 건강을 관리할 때도 활용되고 있다.

하버드대학교 의학부에서도 적극적으로 마음 챙김을 연구 중이며 나 역시 참여하고 있다. 일부 연구에서는 마음 챙김을 8주간 실시한 뇌에서 편도체 부분의 회백질 밀도가 낮아졌다는 결과도 나왔다. 편도체는 불안, 슬픔, 통증 등의 감정에 관여한다. 회백질 밀도가 낮아진 현상은 그만큼 스트레스 자극에 반응하는 '흔들림'이 적어졌고 스트레스에 대한 회복력이 높아졌다는 뜻이다.

집중력과 대처 능력이 높아지는 '기능적인' 변화뿐만 아니라, 마음 챙김 시도로 뇌 안에서부터 '기질적인' 변화가 확인된 점은 이 연구의 큰 성과다. 내가 실시한 연구에서도 마음 챙김 전후의 자율신경과 호르몬 상태를 비교해보면, 확실히 마음 챙김 후에는 부교감신경이 활성화되어 뇌의 피로가 크게 줄었다. 마음 챙김은 스트레스 대처에 매우 효과적이다.

스트레스를 받기 쉬운 사람은 머리로 생각을 너무 많이 하는 경향이 있다

장소를 이동할 때 우리의 뇌에서는 현재 위치를 파악하도록 자신의 의식과 기억을 주관하는 '해마'가 활발하게 움직인다. 특히 새로운 장소나 처음 가보는 길에서 해마는 열심히 활동하기 때문에 5분도 안 되는 사이에 번뜩임과 집중의 뇌파라 불리는 '세타파'가 높아진다. 명상과 마음 챙김에서도 세타파가 나오는데, 특히 걸으면서 하는 마음 챙김 산책에서는 '잡념에 휩쓸리지 않는 정신 상태'에 도달하게 된다.

방법은 '마음 챙김 호흡법(110쪽)'과 동일하며, '여기에 집중'하면 된다. 마음 챙김 산책을 할 때는 발바닥 감각에 집중하면서 잡념을 버리도록 한다. 스트레스로 피곤한 뇌를 편안하게 해주어 마음의 피로를 누그러뜨리자.

마음이 내키지 않을 때는
나에게 '작은 선물'을 준비해보자

'어찌 되든 상관없어'라고 느껴지면 도파민이 필요할 때

스트레스로 심신이 지치면 '도파민' 분비가 감소하여 의욕도 기쁨도 느끼지 못하게 된다. 주변에 대한 관심이 줄어들기 때문에 사회적으로 화제가 될 만한 일이 생겨도 '어찌 되든 상관없어.'와 같은 감정이 든다.

하버드대학교의 연구에서도 도파민이 나오지 않는 상황에서는 예전에 즐겨 했던 행동을 그만둔다는 점을 파악했다. 하지만 도파민을 늘리는 방법은 의외로 간단하다. 도파민은 동기와 관련하여 활동하는 보상계열의 호르몬이다. '무언가를 하면 얻게 되는 것이 있다.', '이렇게 하면 즐거운 일이 생긴다.'라고 뇌가 학습하는 과정을 통해 착실하게 늘릴 수 있다. 예를 들어 '업무가 끝나면 디저트 먹기', '좋아하는 음악 듣기', '좋아하는 TV 프로그램 보기' 등 무엇이든 좋다. 해야 할 일마다 자신에게 작은 선물을 주도록 설정해보자. 비결은 내키지 않는 일과 즐거운 일을 '조합'하는 데 있다. 호르몬의 힘을 빌려 극복할 수 있다.

자주 짜증이 난다면 좋아하는 연예인을
응원하며 마음의 안정을 되찾자

타인과의 관계가 귀찮아진다면 옥시토신이 부족하다는 신호

스트레스를 받으면 행복 호르몬 세로토닌과 쾌락 호르몬 도파민 외에도 애정 호르몬이라 불리는 '옥시토신'이 줄어든다. 옥시토신은 뇌의 피로를 풀어주고, 기분을 안정시켜 타인에 대한 신뢰와 애정을 늘려주는 호르몬이다. 가족과 화목한 시간을 보내거나 친구와의 대화 등 직접적인 애정 표현을 할 때 분비된다. 또 사람은 사회성을 지닌 생명체이기 때문에 사회적인 교류를 통해서도 옥시토신이 증가한다. 하지만 재택근무가 늘어 타인과의 의사소통이 줄어든 지금은 사회 전체적으로 옥시토신이 저하된 상태다.

반려동물과의 교류도 좋다. 반려동물을 키우지 않는다면 좋아하는 연예인 또는 캐릭터를 응원하는 활동을 통해 옥시토신 분비를 촉진해보자. 옥시토신이 풍부하게 나오면 사소한 일에도 감사함과 행복을 느끼게 되고 스트레스로 생기는 짜증도 줄어든다.

고도의 집중 상태는
15분까지!

뇌는 장시간 집중하지 못하기 때문에 현명하게 '휴식'을 취해야 한다

나의 연구실에서 프로 운동선수, 직장인, 학생 등 다양한 사람의 뇌파를 측정한 결과 주변의 소음에 신경 쓰지 않고 고도의 집중 상태를 유지할 수 있는 시간은 15분 정도였다. 또 대뇌 생리학적으로 보면 개인차는 있지만 대체로 90분 단위로 뇌파가 변화한다. 개인의 자질이라기보다는 뇌 자체가 원래 쉽게 싫증을 내고 쉽게 피곤해한다. 강한 의지력과 높은 동기 부여로 집중력을 유지하려고 해도 뇌의 기능이 따라주지 않는다. 스스로 집중하려 애써도 실수가 지속되거나 사고가 정지되어 더 좋은 아이디어가 떠오르지 않기도 한다.

지금까지 이야기해왔듯이 스트레스를 받을 때는 교감신경이 활성화된다. 뇌가 흥분 상태에 빠지면 산소 결핍 상태가 되어 평소보다 집중력이 떨어진다. 하지만 일은 끊임없이 이어진다. 그러니 적절하게 뇌가 휴식할 시간을 가져야 한다.

이때 그저 멍하게 휴식하는 대신 '호흡법'을 해보면 좋다. 흥분한 뇌를 가라앉히고 온몸의 모세혈관을 열어 뇌의 산화 스트레스를 줄여보자. 약 90분에 한 번 정도로 '기본 호흡법(96쪽)', '4·4·8 호흡법(98쪽)'을 여러 번 반복해보길 바란다. 이렇게 했는데도 의욕이 되살아나지 않고, 집중력도 높아지지 않는다면 뇌에 활기를 불어넣어 단숨에 깨워줄 '1:1 호흡법(104쪽)'을 추천한다. 집중력을 높이는 노르아드레날린 분비가 적당히 높아져 동기 부여도 된다.

고도의 집중 상태가 필요할 때는 '포모도로 테크닉'을

한정된 시간 내에 반드시 집중해야만 하는 긴급한 상황에는 짧은 작업과 짧은 휴식을 반복하는 '포모도로 테크닉'을 활용한 호흡법을 해보자. 먼저 알람으로 15분을 설정하고 알람이 울릴 때까지 집중해서 몰두한다. 그 후 알람이 울리면 휴식하고 '기본 호흡법'을 3번 정도 한 후, 다시 알람을 설정하여 또 집중한다. 15분씩 6번을 반복하면 작업 시간이 총 90분이 된다. 90분간 한 가지 일을 마무리 짓자. 6번째가 지나고 마지막 휴식을 취할 때는 먼저 복식 호흡으로 숨을 내쉬고, 가슴을 활짝 열어 흉식 호흡으로 숨을 마신다. 천천히 폐 전체를 가득 채우듯 숨을 마시고, 이 상태에서 2~3초 숨을 멈췄다가 천천히 비워낸다. 이 '복식 호흡 → 흉식 호흡'을 5번 반복한 다음 마지막으로 '기본 호흡법(96쪽)'을 20번 진행하면 집중하느라 지친 뇌도 휴식하게 된다.

좋아하지 않는 사람과 장면은 되도록
시야에 두지 않는다

좋아하지 않는 사람과는 거리를 두는 게 맞다

지금까지 스트레스는 스트레스 요인에 의한 자극으로 발생한다는 '몸의 구조'를 여러 차례 언급했다. '스트레스 요인=자극'이란 점을 바꿔 말하면, 자신이 좋아하지 않는 사람과 장면을 시야에 두기만 해도 스트레스가 되는 이유를 알게 된다.

같은 공간과 시야에 짜증이 나 있거나 불평불만으로 가득한 사람이 있다면 험담과 공격의 화살이 자신을 향하지 않더라도 어쩐지 싫은 기분이 든다. '싫다'고 느낀 순간, 스트레스 호르몬 코르티솔 분비가 높아진다. 그러니 타인에게 받은 부정적인 감정으로부터 되도록 자신을 보호해야 한다. 하지만 아무리 노력해도 거리를 두기가 힘들거나 시야에 들어오게 되는 경우도 많을 것이다. 이럴 때는 꼭 필요할 때만 교류하고, 스트레스를 느낀다고 생각되면, 지체 없이 133쪽부터 소개하는 스트레스를 회피하는 행동 비결을 꼭 실천해보자.

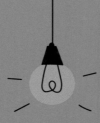

4장

자율신경이
몸과 마음을 이어준다

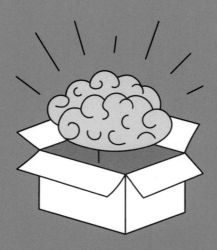

흐트러진 자율신경으로 인한
'짜증', '나른함', '불면'

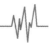

스트레스 반응을 일으키는 양쪽 바퀴 중 하나

자율신경은 말초신경 중 하나다. 피부, 혈관, 심장, 폐, 위장 등 모든 기관은 신경망으로 둘러싸여 있다. 자율신경은 신경망을 자유자재로 다루면서 생명 활동에 필수 불가결한 호흡, 심장 박동, 혈압, 맥박, 체온 등을 체내 시계에 맞춰 24시간 내내 조절한다.

자율신경이 스트레스와 어떻게 관련되어 있는지는 지금까지 이야기해왔으니 충분히 파악했겠지만 다시 한번 스트레스가 몸에 작용하는 구조를 확인해보자. 자율신경은 생명의 중추라고 불리는 시상하부의 지배를 받으며, 시상하부의 지배를 받는 다른 호르몬과 협력해 스트레스 반응을 불러일으킨다.

'활동'의 교감신경과
'휴식·회복'의 부교감신경

자율신경에는 교감신경과 부교감신경이 있고, 교감신경이 활성화되면 심장 박동이 활발해져 혈압이 상승한다. 호흡은 빨라지고, 간장에서는 포도당이 왕성하게 만들어져 혈당치가 올라간다. 또 산소를 받아들이기 위해 기관지가 넓어지고 호흡 횟수도 증가한다. 혈액에 산소와 포도당이 풍부해지면 몸은 활동 에너지를 만들기 쉬운 환경이 된다. 뇌의 집중력이 높아지고, 근육은 본래 지닌 기능을 마음껏 발휘한다. 이렇게 교감신경은 에너지를 쓰고, 활동적으로 변하는 자동차의 '액셀'과 같은 역할을 담당한다.

한편 부교감신경이 활성화되면, 혈관이 확장되어 피가 잘 돌고 몸의 말단까지 혈액이 골고루 퍼진다. 심장 박동과 호흡도 천천히 안정을 찾으며, 혈압도 내려간다. 즉 심장과 폐 등의 장기가 휴식을 취하는 쪽으로 나아간다. 이렇게 부교감신경은 에너지를 쌓아두고, 편안히 쉬고, 회복하는 '브레이크' 역할을 담당한다.

몸의 중심에 혈액이 과하게 모이면
혈류가 악화되고 컨디션이 안 좋아진다

교감신경과 부교감신경의 균형은 체내 시계에 따른다. 아침부터 낮에는 교감신경이 활성화되고, 저녁부터 밤에는 부교감신경이 활성화되는 리듬이 이상적이다. 하지만 최근에는 체내 시계의 리듬이 어긋나, 밤에도 교감신경이 활성화된 생활을 보내기 쉽다. 특히 스트레스가 심한 사람에게서 이러한 경향이 나타난다. 교감신경이 활성화된 상태가 지속되면 체내 시계는 더욱 교란되고, 부교감신경이 활성화되기도 더욱 어려워진다. 모세혈관이 수축하는 시간도 길어져 피가 몸의 중심으로만 모여든다. 그 결과 전신 세포에 산소와 영양이 잘 도달하지 않아, 세포 호흡의 효율성이 점점 저하된다. 게다가 세포가 생활하는 체내 속 바다인 '내부 환경'도 악화된다. 세포의 건강 관리가 제대로 이루어지지 않아 몸도 마음도 저조해진다.

나이가 들면 부교감신경이 활성화되기 어렵다

자율신경은 10대 때 가장 왕성하게 활동한다. 그리고 점점 완만한 내리막 선을 그리며 둔화한다. 그러다가 특히 남자는 30대, 여자는 40대일 때 큰 폭으로 하락한다. 이때 연령의 영향을 크게 받는 쪽은 부교감신경이다. 교감신경은 나이가 들어도 일정 수준의 힘을 유지하지만 부교감신경은 아니다. 나이가 들면서 스트레스를 견디는 힘이 더 약해지는 이유는 부교감신경의 노화 현상과도 큰 관련이 있다.

교감신경은 '세세한 흔들림', 부교감신경은 '큰 흔들림'으로 변화한다

자율신경 상태는 심박의 리듬에 반영된다. 심박 간격은 언뜻 일정하게 느껴지지만 부교감신경이 활성화되면 흔들림이 커지고, 교감신경이 활성화되면 흔들림이 작아지는 심박 변이 이론이 있다. 나는 이 심박 변이를 실시간으로 해석하여 수치화하는 방법을 개발했다. 알고리즘을 사용해 자율신경 상태를 24시간 계측하여 실시간으로 스트레스 정도를 파악하는 웨어러블(Wearable) 센서도 완성했다.

교감신경과 부교감신경의 균형뿐만 아니라 이제껏 계측이 어려웠던 자율신경의 전체적인 에너지도 실시간으로 계측할 수 있게 되었다. 의료용으로 개발한 정밀도 높은 '헬스 워치'는 이미 미국 의료기관과 프로 스포츠 팀에서 사용 중이다.

잠자는 동안 자율신경의 균형
건강한 사람과 스트레스가 있는 사람 비교

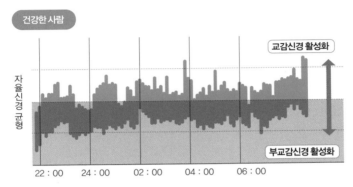

건강한 사람

수면 중 교감신경보다 활성화된 부교감신경 덕분에 모세혈관이 열려서
세포의 회복과 재생에 필요한 호르몬이 골고루 전달된다.

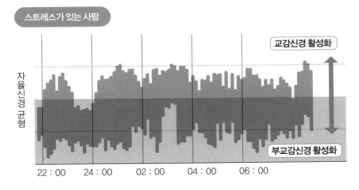

스트레스가 있는 사람

건강한 사람에 비해 교감신경이 활성화한 시간이 눈에 띄게 길고,
자는 동안에도 몸은 각성 상태로 쉬지 못하고 있다.

교감신경과 부교감신경의
균형만이 전부가 아니다

자율신경 중 한쪽만 너무 높아지면 심신의 상태가 무너진다

활동을 유도하는 교감신경과 휴식을 유도하는 부교감신경. 스트레스를
안고 살아가는 대부분의 사람은 긴장과 흥분을 유발하는 교감신경이
활성화된 상태라는 말을 들으면, 부교감신경이 늘 활성화되어야 휴식
을 취할 수 있으니 부교감신경이 높아야 좋겠다고 느낄지도 모르겠다.

하지만 실제로는 부교감신경이 필요 이상으로 활성화된 상태도 좋
지 않다. 부교감신경이 긴 시간 동안 높게 지속되면 체력까지 함께 저
하된다. 결국 의욕이 생기지 않아 축 처진 상태가 된다.

교감신경과 부교감신경은 한쪽이 20~30% 정도 높아지는 상태를
마치 시소처럼 왔다 갔다 반복하는 것이 가장 바람직하다. 이때 시소의
절묘한 균형을 맞추려면 체내 시계가 활동 모드에 있는 아침부터 낮에
는 교감신경이, 휴식 모드에 있는 저녁부터 밤까지는 부교감신경이 활
성화되도록 해야 한다.

자율신경은 '전반적인 힘'이 관건이다

자율신경의 균형만으로는 심신의 상태를 판단하기가 어렵다. 자율신경은 '전반적인 힘'이 매우 중요하며, 이 힘이 약해지면 자율신경의 질이 안 좋아진다. 전반적인 힘은 다음 표의 4가지 타입으로 구별한다.

자율신경은 교감신경이 액셀 역할을, 부교감신경이 브레이크 역할을 담당하고 있어서 자동차를 예로 들면 이해하기 쉽다. ①의 상태는 액셀도 브레이크도 확실히 작동하는 잘 정비된 차와 같다. ②의 상태는 속도는 낼 수 있지만 브레이크가 썩 좋지 않아 언제 고장 나도 이상할 것 없는 차에 비유할 만하다. ③의 상태는 브레이크는 잘 작동하는데 액셀을 밟아도 속도가 나지 않는 동력이 낮은 차와 같다. ④의 상태는 액셀도 브레이크도 불량한 폐차 직전에 처한 차나 다름없다.

전반적인 힘이 높은 쪽은 당연히 ①이다. 몸과 마음 상태가 다 좋고, 높은 성능을 발휘할 수 있다. 스트레스로 컨디션이 안 좋은 사람은 대체로 ②나 ③의 상태다. ②는 다음 쪽에서 이야기할 '경고 반응기', ③은 '저항기' 상태와 연결된다. 그리고 ④의 상태는 '피폐기'에 해당한다. ②와 ③은 불균형하면서도 어떻게든 균형을 유지하려는 상태이지만, 불균형의 차이가 점점 커질수록 신경이 녹초가 될 정도로 지쳐서 결국 ④의 상태로 넘어간다. 그렇게 되면 자율신경실조증과 조울증, 만성피로 증후군 등이 발병할 소지가 있으니 주의가 필요하다.

자율신경의 전반적인 힘에는 4가지 타입이 있다

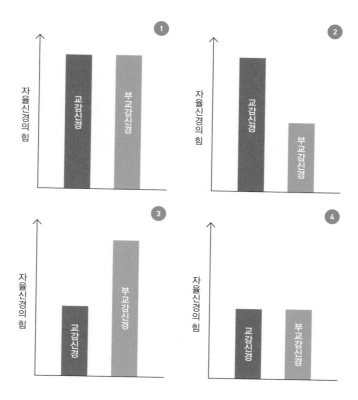

① 교감신경도 부교감신경도 활성화되어 전반적인 힘이 높은 상태

② 교감신경은 높고 부교감신경은 낮아 스트레스가 많은 상태

③ 교감신경은 낮고 부교감신경이 높아져 의욕이 떨어진 상태

④ 모든 자율신경이 낮아 전반적인 힘이 약한 상태

자율신경은 단계를 거쳐 피폐해진다

스트레스라는 말을 처음 사용한 생리학자 한스 셀리의 이론에 따르면 스트레스와 자율신경의 관계는 아래와 같은 단계를 거친다고 한다.

스트레스로 자율신경의 균형이 흐트러지는 구조

① 경고 반응기

스트레스 요인에 대해 몸이 전투태세를 갖춘 상태다. 교감신경이 과도하게 작용하여 혈압과 심박수, 혈당치가 상승한다. 몸은 항상 긴장 상태에 놓여 있다. 장의 연동 운동도 둔화하여 변비와 설사 증세를 보인다. 식욕도 떨어지기 쉽다.

② 저항기

교감신경이 높은 전투태세가 이어진 탓에 뇌도 피폐해진 상태다. 몸의 균형을 위해 생체가 방어 반응을 발동하기 시작한다. 경고 반응기 때와는 반대로 부교감신경이 과도하게 작용하여 혈압과 혈당치가 내려간다. 이 시기에는 과식하기 쉽고, 환경에 대한 적응력도 서서히 떨어지게 된다.

③ 피폐기

저항기 때 뇌의 피로가 해소되지 않아 항상성에 따른 방어 반응이 역할을 다하지 못하면 스트레스 요인과 저항력의 균형이 무너져 긴장 상태가 지속된다. 교감신경, 부교감신경 모두 지친 만큼 힘이 생기지 않아 심신의 체력도 격하게 소모된다.

수면을 제대로 취하지 않으면 '자율신경의 교란'은 더욱 심해진다

수면은 지친 뇌를 집중적으로 회복하고 유지하는 시간

수면 부족과 수면의 질 저하는 심신에 큰 영향을 끼친다. 잠자는 동안 60조 개에 달하는 전신 세포의 재생이 집중적으로 이루어지기 때문이다. 원래 수면 중에는 부교감신경이 하루 중 가장 높은 상태가 되어야 이상적이다. 하지만 스트레스를 안고 사는 대부분의 사람은 수면 중에 부교감신경이 높아지지 않아 수면의 질이 떨어지기 쉽다. 그렇게 되면 세포 회복과 재생이 충분히 이뤄지지 않아 피로와 원인 불명의 통증을 남긴 채 아침을 맞이하게 된다.

자율신경의 사령탑인 시상하부는 하루 내내 쉬지 않고 일하는 만큼 피로를 해소하지 않으면 점점 피폐해져 균형을 잃고 만다. 잠이 부족하면 작은 일에도 짜증을 내게 되고 기분도 불안정해진다. 시상하부의 뇌 세포가 수면 중 회복되지 못하고 '산화'를 일으켰기 때문이다. 산화는 활성산소로 인해 일어난다. 활성산소는 다양한 질환과 노화의 원인으

24시간 자율신경 변화 모델

아침부터 낮까지는
교감신경이, 저녁부
터 밤까지는 부교감
신경이 활성화되는
리듬으로 변화한다.

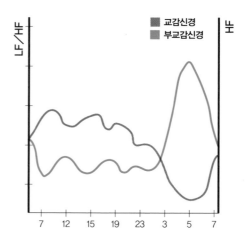

교감신경이 활성화
된 시간이 길고, 부
교감신경은 좀처럼
높아지지 않는 경향
을 보인다. 교감신
경이 혹사당해 자율
신경이 피폐한 상태
에 있다는 점을 보
여준다.

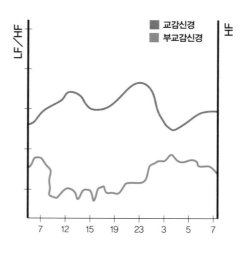

로 작용한다. 활성산소가 세포를 공격하면 세포막의 지질이 산화하여 영양 흡수와 노폐물 배출이 모두 막히는 상태가 된다. 극단적인 경우, 활성산소가 대량으로 발생하면 세포 내에 노폐물이 가득 차 기능이 정지하여 세포 자체가 사멸하기도 한다. 금속이 산화되면 녹이 슬고 너덜너덜해지듯, 세포도 산화하면 녹이 슨 금속과 같은 처지가 된다.

수면 중에 분비된 멜라토닌은
최강의 항산화 호르몬

활성산소는 자외선, 과도한 운동, 스트레스, 산화 물질 섭취 등으로 세포 호흡이 막히면서 발생한다. 본래 활성산소는 적당량이라면 '세포 전달 물질'과 '면역 기능'으로 몸이 제 역할을 해내도록 도와준다. 하지만 과도하게 발생하면 세포를 공격(산화)해버리는 문제가 발생한다.

이때 활약하는 물질이 항산화 호르몬인 '멜라토닌'이다. 멜라토닌은 '수면 호르몬'으로도 불린다. 항산화 작용 외에 몸을 각성 상태에서 잠을 잘 수 있는 상태로 바꿔준다. 보통은 어두워지는 밤에 서서히 분비량이 늘기 시작한다. 멜라토닌이 제 역할을 하지 않으면 질 좋은 수면이 어려워지고, 뇌 안에 산화된 세포가 점점 쌓여간다. 멜라토닌이 제대로 분비되려면 아침 행동이 매우 중요하다는 점을 인식해야 한다.

수면의 골든타임은 두 호르몬 분비가 겹치는 시간

수면 중에 특히 분비가 늘어나는 멜라토닌 외에 또 중요하게 여겨야 할 것은 '성장 호르몬'이다. 성장 호르몬은 '온몸의 장기를 회복시키고', '뇌의 작용을 원활하게 하며', '근육을 강화하고', '면역 기능을 높여주는' 효과가 있다. 하루에 분비되는 양의 약 70%가 수면 중에 나온다.

수면에는 논렘수면과 렘수면이 있고, 약 90분 주기로 논렘수면과 렘수면을 번갈아 취하게 된다. 잠이 들면, 먼저 깊은 논렘수면이 찾아온다. 그리고 첫 번째 논렘수면 시, 성장 호르몬 분비가 가장 높아진다. 멜라토닌의 스위치는 기상 후 햇빛을 받을 때 켜지며 약 15시간 후 분비되기 시작한다. 아침 7시에 일어나면 22시에 분비되고, 분비된 지 3~4시간 후에 분비량이 절정에 달한다.

성장 호르몬이 가장 많이 분비되는 시간이 최초 90분간의 논렘수면 시간이니 23~0시 사이에 잠들면 대체로 오전 1~2시경에 멜라토닌과 성장 호르몬이 절정에 달하는 시기가 맞물린다. 이 시간대야말로 회복을 위한 골든타임이다.

수면 중 호르몬 변화

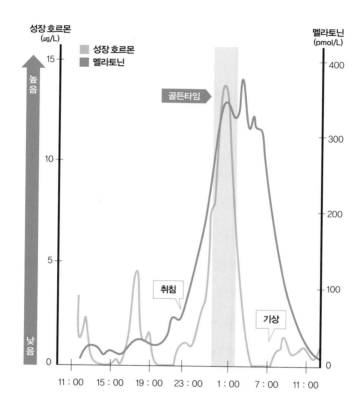

23시에 취침, 7시에 기상하면

23시에 취침하면 오전 1~2시경, 멜라토닌과 성장 호르몬 분비가 절정을 이루면서 2대 호르몬이 충분히 분비된다. 덕분에 세포의 회복과 재생이 원활하게 진행된다.

자율신경과 연동하는 모세혈관은
수면 중 가장 느슨해진다

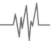

수면시간을 제대로 확보하지 못하면
'내부 환경'은 쓰레기로 가득 채워진다

수면이 중요한 이유 중 하나는 모세혈관이 이완되는 시간을 확보해야 하기 때문이다. 몸 전체를 그물망처럼 둘러싼 모세혈관은 세포 호흡에 필요한 산소와 영양소를 전신에 전달하고, 불필요한 이산화탄소를 회수하는 역할을 한다. 또한 세포 호흡 과정에서 불필요해진 노폐물을 운반해 체액을 통해 배출한다. 림프가 노폐물을 배출한다고 알려졌지만, 노폐물의 80~90%는 모세혈관이 회수한다. 림프도 중요하지만, 모세혈관의 영향력이 더욱 크다.

건강한 모세혈관 덕분에 세포가 생활하는 내부 환경이 깨끗하면 산소와 영양분이 세포에 원활하게 도달하고 세포에서 나온 노폐물도 즉시 회수된다. 혈압, 혈관, 체온, pH, 삼투압 등의 항상성도 유지되기 때문에 세포 호흡에 가장 적합한 환경이 만들어진다. 미토콘드리아의 산소 결핍 방지를 위해서도 내부 환경의 역할이 필요하다. 이처럼 수면 시간에는 부교감신경이 높아져 모세혈관이 지속해서 이완된다. 그렇기 때문에 부교감신경이 높은 상태를 유지할 시간 확보가 건강의 비결로 이어진다.

수면 시간이 짧으면 유전자 수준에서 악영향을 끼친다

모세혈관이 지속해서 이완되어 온몸의 세포를 유지하는 데 필요한 이상적인 수면 시간은 어느 정도일까. 바로 7시간이다. 수면 시간이 7시간보다 적다면 유전자 수준에서 악영향이 생기기 시작한다. '일주일 동안 수면이 6시간 이하로 지속될 경우, 스트레스 반응과 면역계, 염증에 관련된 유전자 711개에 문제가 발생했다.'는 연구 결과가 있다.

또 수면 부족이 3일 이상 이어지면 체내 시계와 항상성이 크게 교란되어 회복하기 어려워진다. 가능한 한 3일 이내에 수면 시간을 바로잡아야 한다. 수면 시간을 줄여야만 하는 피치 못할 상황이라면 적어도 4시간 30분은 확보해야 한다. 그 이상 줄여서는 안 된다. 한편 수면 시간은 '7시간보다 짧거나 길어도, 심장병 발병률과 사망률을 높인다.'는 연구 결과가 있다. 너무 길어도 좋지 않다는 의미다. '적절한' 수면 시간은 회복에 도움을 준다.

장 건강이 안 좋으면
자율신경의 균형이 흐트러지게 된다

미토콘드리아의 ATP 생성에는 산소 외에 '영양소'가 필수

스트레스를 이겨내지 못하는 이유를 과학적으로 분석할 때, 세포 호흡의 정체 현상이 가장 큰 문제가 된다고 여러 차례 언급했다. 세포 호흡이 정체되면 미토콘드리아 내부 산소가 결핍된다. 그 결과 미토콘드리아가 생체 내 에너지 화폐인 ATP를 대량으로 생산하지 못한다. ATP를 만들기 위해서는 산소뿐만 아니라 원료가 되는 '영양소'도 필요하다.

우리가 입으로 섭취한 식품을 영양소로 가공하려면 장의 활동이 매우 중요하다. 음식물이 제대로 소화되고 흡수되어 미토콘드리아 내에서 세포 호흡의 영양소가 되는 것이다. 음식은 먹은 형태 그대로 소화·흡수되지 않는다. 소화관을 통과하는 과정에서, 분자 수준까지 잘게 분해되어 체내에 흡수되는데 이때의 입구가 소장이다. 소장에서 분해된 영양소는 소장의 '모세혈관'에서 혈류를 타고 간장을 거쳐 온몸의 세포로 운반된다. 한편 대장은 세포 호흡에서 사용한 영양분의 남은 찌꺼기를 장내 세균과 섞어 변으로 만들고 몸 바깥으로 배출한다. 장은 소화 · 흡수의 주요 무대나 마찬가지다. 장내 환경은 세포 호흡 유지에 큰 영향을 끼친다.

자율신경 상태가 장의 활동을 결정하며, 장내 환경은 자율신경의 교란을 유발한다

자율신경은 장의 활동에 크게 관여한다. '교감신경'이 활성화될 때, 장의 연동 운동은 정체된다. 반대로 '부교감신경'이 활성화될 때 장의 연동 운동이 활발해진다. 소화는 소장의 역할이지만 대장 내에서 연동 운동이 잘 이루어지면 불필요한 노폐물이 몸속을 떠다니는 일 없이 다 빠져나가 장내 환경도 정돈된다. 장의 활동이 가장 활발해지는 시간대는 부교감신경이 높아지는 밤, 수면 중일 때다. 수면 중에 활발하게 이루어지는 세포 회복과 재생 과정에서 발생한 노폐물도 몸 밖으로 나갈 준비를 한다. 반면 수면 중에 부교감신경 대신 교감신경이 높아지면 변비에 걸리기 쉽고 유해균이 증가한다.

뇌의 건강은 '장내 세균'에 달려 있다

장내 세균이 행동과 생각에도 영향을 끼친다는 사실은 여러 연구에서 확인되었다. 예를 들어 스웨덴의 카롤린스카 연구소는 '인위적으로 장내를 무균 상태로 만든 쥐가 일반 쥐보다 공격적이고 위험한 행동을 취하는 경향이 있다.'고 발표했다. 캐나다 맥마스터대학교의 연구에서는 '쥐에게 다른 성격을 가진 쥐의 장내 플로라를 주입했더니 성격이 달라졌다.'는 점을 파악했다. 아일랜드의 국립 코크대학교의 연구에서는 '쥐 안에 유산균을 넣어 장내 환경을 조절했더니 자폐 증세가 완화되었고, 불안한 감정도 줄어들었다.'고 발표했다.

장의 컨디션 저하는 뇌에도 전달되며, 뇌가 받은 스트레스는 장에 반영된다

장은 내장 중에서도 특수한 면이 있다. 뇌와 동일한 수준으로 신경세포들이 서로 정보를 전달하며 네트워크를 구축한다. 장은 뇌에서 받은 지령이 없어도 독립적으로 활동한다. 한편 장은 호르몬을 통해 뇌에 매우 큰 영향을 끼친다는 사실도 잘 알려져 있다. 서로 밀접하게 영향을 끼친다는 뜻에서 '뇌장상관'이라고 한다.

예를 들어 불규칙한 식생활이 이어져 장내 환경의 균형이 무너지면 장의 염증 신호가 신경을 통해 뇌로 전달된다. 그래서 교감신경이 활성화되고 스트레스가 더욱 늘어난다. 또 불안과 과도한 스트레스가 이어지면 장에 통증이 생기거나 설사나 구역질하게 된다. 뇌가 자율신경을 통해 위장에 스트레스 자극을 전달하기 때문이다. 장은 소화에 사용할 예정이었던 에너지를 뇌에 쓰고, 줄어든 에너지로 어떻게든 견디고자 소화가 필요한 음식을 몸 바깥에 내보내기 때문에 생기는 반응으로 보기도 한다.

최신 연구에서 장내 세균이 세로토닌과 도파민 합성에 깊게 관여한다는 설도 나오고 있다. 장 신경을 자극해 발생시킨 전기 신호가 뇌로 전달되면 스트레스 반응을 억제하거나 정신적인 활동에 활기를 불어넣는 등 큰 영향을 끼친다는 연구 결과가 있다.

자율신경의 상태를 점검해보자

자율신경을 교란하는 주요 원인을 몇 가지 정리해보았다. 스트레스를 견디는 힘이 저하되었는지를 파악할 간단한 리스트다. 해당하는 항목이 많을수록 뇌가 피곤한 상태라고 봐야 한다. 그리고 자율신경의 전반적인 에너지가 떨어져 있을 가능성도 크다.

특히 '수면'과 '장'의 상태는 전반적인 에너지 상태에 영향을 크게 끼친다. 마지막 두 항목에 해당하는 사람은 다음 쪽부터 소개할 '행동 비결' 중 가능한 것부터 실천하여 에너지를 높여보자.

전반적인 에너지 점검 리스트

- ☐ 말이 빠른 편으로 천천히 말하기가 어렵다.
- ☐ 틈만 나면 스마트폰과 디지털 기기를 들여다본다.
- ☐ 쉬는 날에도 습관적으로 업무에 대해 생각한다.
- ☐ 무언가를 시작하면 일단락을 지을 때까지 해야만 한다.
- ☐ 다른 의견을 들으면 짜증이 난다.
- ☐ 타인의 의견에 휘둘리기 쉽다.
- ☐ 타인을 부러워할 때가 많다.
- ☐ 최근 환경과 생활 습관이 완전히 바뀌었다.
- ☐ 앞일을 생각하면 불안해서 견디지 못한다.
- ☐ 기분이 한껏 좋아졌다가 금세 확 가라앉는다.
- ☐ 건망증이 심하며 실수도 잦다.
- ☐ 같은 것을 반복해서 생각한다.
- ☐ 식욕이 없거나 과식한다.
- ☐ 푹 잠들기가 어렵다.
- ☐ 변비 혹은 설사 증세가 자주 나타난다.

점심 식사 전후에 하는 '약간 힘든 운동'이 숙면의 비결

수면에 문제가 있다고 생각되면 점심시간의 생활 습관을 바꿔보자

좀처럼 잠들기가 어려운 사람은 밤에도 교감신경이 높아 뇌가 흥분 상태에 놓인 경우가 많다. 밤에 자연스럽게 졸음이 오게 하려면, 낮에 교감신경을 확실하게 높은 수준으로 끌어올려야 밤에 부교감신경이 활성화된다. 자율신경의 변화를 이상적으로 만들 가장 간편한 방법은 오전 11시에서 오후 1시 사이에 '약간 힘든 운동'을 하는 것이다. 본래 교감신경이 가장 높아지는 낮에 10분 정도라도 괜찮으니 근육에 자극을 주어 심박수를 올리는 운동을 하거나, 30분간 심박수가 올라가는 산책을 하면 교감신경이 최대치를 향해 적절하게 올라간다. 그중에서 짧은 시간 내에 부하가 높은 운동을 할 수 있는 'HIIT' 영상을 유튜브에서 찾아 시도해보자. HIIT란, 'High Intensity Interval Training(고강도 인터벌 트레이닝)'의 약자로, 부담을 높게 주는 운동과 짧은 휴식을 반복하는 트레이닝이다.

수면 시간이 부족해서 피곤한 날은
카페인을 마신 후 낮잠 자기

낮잠의 효과는 15시 전까지만 누리자

'전날 밤 과음해 심야에 귀가'하거나 '게임에 몰두하다가 밤을 새우다시피 하는' 생활이 매일 지속되면 체내 시계는 점점 더 엉망이 된다. 잠시 쉬어가는 시간이 필요하다. 그 외에 업무 마감 시한에 쫓겨 잠을 제대로 못 자는 사람도 있다. 또 걱정거리로 수면 부족 상태가 이어지는 사람도 있을 것이다. 이렇게 잠을 충분히 자지 못하면 낮에 주의력이 결핍되고 의욕도 생기지 않는다. 교감신경이 활성화되어 있지만, 교감신경과 부교감신경 모두 에너지가 떨어진 상태이기 때문이다.

이럴 때는 15분 정도 낮잠을 통해 에너지를 충전하자. 낮잠은 가장 쉬운 회복 방법이기도 한데 재택근무 등으로 시간을 자유롭게 쓸 수 있다면 12시부터 15시 사이에 짧은 낮잠을 청해보자. 체내 시계에 영향을 주지 않으면서도 낮잠 효과를 기대해볼 만하다.

카페인이 15분 후에 효과가 나타나 금세 일어나게 된다

15분 만에 일어날 수 있을지 걱정이 되는 사람은 낮잠을 자기 전에 커피 한 잔을 마시고 스마트폰으로 알람을 설정해보자. 대체로 카페인은 마신 후 15분 후에 효과가 나타나서 깊은 잠에 빠지지 않고 쉽게 일어날 수 있다. 이때 침대에 누워 본격적으로 잠을 청하는 대신 의자에 앉아 눈을 감고 잠을 청해야 한다. 겨우 15분 정도의 낮잠이라 여겨져도 과열 기미가 있는 뇌가 열을 제대로 식힐 수 있다. 이 15분간의 낮잠은 수면 부족으로 피폐해진 자율신경과 뇌를 쉬게 해준다. 게다가 일상적으로 습관화하면 업무 능력을 높여주고, 체내 리듬도 조절해주어 병에 걸릴 위험도 낮춰준다는 사실이 최근 밝혀졌다. 하지만 15분까지만 자도록 하자. 아무리 길어도 30분 이내여야 한다. 30분 이상 자게 되면 뇌도 신체도 취침 모드에 들어간다. 낮잠으로 끝나지 않고 체내 시계 리듬이 깨져 피로가 더 쌓이게 된다.

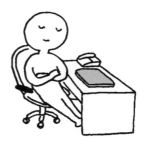

영양제로 호르몬을
보충하지 않는다

'그만두는 일'도 중요한 행동 중 하나

수면 중 분비되는 '성장 호르몬'과 '멜라토닌'의 우수함을 이야기할 때 "영양제로 보충해도 되나요?"라는 질문을 많이 받곤 한다. 나는 호르몬 계열의 영양제를 아무렇지도 않게 복용하는 행위를 추천하지 않는다. 물론 의사가 처방한 치료 약은 별개다. 영양제를 먹으면 스스로 분비된 호르몬과 합쳐져 일시적으로는 해당 호르몬의 양이 늘어난다. 하지만 뇌가 이러한 상태를 파악하면 곤란한 일이 벌어진다.

뇌는 항상 전체를 살피고 손상된 곳을 발견하면 회복에 필요한 호르몬 분비 스위치를 누른다. 만족할 만큼 호르몬이 투입되면 뇌가 스위치를 끄기 때문에 호르몬 분비가 중단된다. 외부에서 호르몬을 넣으면 뇌는 '이제 이 호르몬은 충분해.'라고 판단해버린다. 즉 호르몬 분비가 억제되는 만큼 몸은 부자연스러운 상태에 놓인다.

0시 취침, 7시 기상을 목표로 스케줄을 짠다

잠자기 좋은 시간대는 0시~7시

사람이 본래 가진 체내 리듬에 따라, 멜라토닌과 성장 호르몬 모두 최고조에 달하게 하는 이상적인 수면을 하려면 '0시에 자고, 7시에 일어나면' 된다. 0시까지 잠든다면 호르몬 분비가 최고조에 달하게 되고, 체내 시계와 연동하는 자율신경의 리듬도 무너지지 않은 상태로 아침을 맞이하게 된다. 하지만 '업무상 이와 같은 생활 리듬을 만들기 힘든' 사람도 있을 것이다. 가능한 범위 내에서 되도록 이 시간대에 가깝게 맞춰보자.

수면에 신경 쓸 때는 수면 시간을 7시간까지 확보하는 일부터 우선순위로 삼아야 한다. 다음으로 취침과 기상 시간을 체내 시계가 새기는 생체 리듬에 가깝게 맞춰야 한다. 생체 리듬에 어긋난 나날을 보냈다면 이제부터 소개할 '성장 호르몬'과 '멜라토닌'을 더욱 많이 만들고, 활용하는 행동 비결을 참고하여 알맞은 상태로 되돌리자.

성장 호르몬의 혜택을 누리며
몸을 재생한다

침대에는 잘 때만 들어가는 습관을 만든다

뇌하수체에서 분비되는 성장 호르몬은 뼈와 근육의 성장을 촉진할 뿐만 아니라 어른이 된 후에도 몸의 유지와 보수에 필수적이다. 전신의 대사에 관여하고 있어 지방을 분해하거나 혈당치를 낮추며 영양소가 세포에 흡수되도록 돕는다. 즉 몸을 재생하는 '안티에이징 호르몬'이다. 하루에 나오는 성장 호르몬의 70%는 막 잠들기 시작한 논렘수면(최초의 깊은 수면) 때 한꺼번에 분비된다. 수면의 골든타임을 누리려면 0시 전까지는 잠자리에 들도록 하자.

0시가 되어도 졸리지 않다면 체내 시계 균형이 무너져 교감신경이 활성화된 상태가 이어질 수 있다. 그때는 바로 침대에 들어가는 대신 호흡법과 명상으로 자율신경을 가다듬고 졸음이 찾아올 때 눕도록 하자. 다음 날에는 평상시와 같은 시간, 가능하다면 7시에 일어난다. 습관화하면 점차 0시에 잠이 오며, 성장 호르몬의 혜택도 누리게 된다.

적당한 '공복 상태'를 느낄 때도 성장 호르몬이 나온다

식사와 식사 사이에 5시간 간격을 두고 간식도 먹지 않는다

수면 외에도 성장 호르몬을 효과적으로 나오게 하는 스위치가 있다. 바로 '혈당치가 낮아지는 시간을 만들면' 된다. 성장 호르몬에는 혈당치를 올리는 작용이 있다. 혈액 내 포도당이 충분한 상태일 때 성장 호르몬은 잘 분비되지 않는다. 그래서 적절한 공복 시간을 의식적으로 가져야 한다. '적절한'이 포인트다.

식사로 섭취한 음식은 대체로 식후 3~4시간 내에 소화된다. 소화된 후 1~2시간 정도, 위를 비워두면 성장 호르몬 스위치가 켜진다. 식사와 식사 사이의 간격을 5시간 정도 두는 편이 가장 좋다. 간식은 혈당치를 올리기 때문에 성장 호르몬 분비에 방해가 된다. 약간 배고플 때마다 간식을 먹는 습관을 버리기만 해도 몸에 변화가 찾아온다.

저녁은 철저하게
취침 3시간 전까지만 먹는다

자고 있을 때 위를 비워두기만 해도 회복과 재생에 도움이 된다

성장 호르몬 분비를 돕는 공복 시간을 만들기 위해서라도 스트레스가 심할 때일수록 폭음과 폭식을 피하고 위가 비어 있는 상태에서 잠드는 습관을 철저하게 지키자. 우리 몸은 자면서 소화되고 흡수된 영양소와 호르몬을 원료로 세포와 조직을 복원하고 재생한다. 하지만 위에 소화되지 않은 음식물이 남아 있다면 우선 소화를 시킨다. 모세혈관을 열어 몸 안을 순환할 예정이었던 혈액은 소화 활동에 집중해야만 한다. 그럼 위에 혈액이 모여들고 뇌는 각성한 상태가 되어버린다.

성장 호르몬이 가장 많이 분비되는 최초 논렘수면 때도 깊은 잠을 못 자고, 성장 호르몬의 혜택을 누리지 못한 채 아침을 맞이하게 된다. 스트레스를 받고 있거나, 몹시 피곤하다면 아무 생각 말고 위가 비어 있는 상태로 자야 한다. 큰 부담 없이 해볼 만한 일이지 않은가. 다음 날 아침 식사를 제대로 챙겨 체내 시계도 잘 조절해 하루를 새롭게 시작하자.

기분이 안 좋은 날에는
좋아하는 일을 마음껏 해보자

스트레스를 느낀 날일수록 축 처져 있지 말고 무언가에 열중해보자

성장 호르몬의 스위치는 '적절한 스트레스'에도 있다. 여기서 포인트는 '적절한'이라는 말이다. 스트레스에는 '좋은 스트레스'와 '나쁜 스트레스'가 있지만 여기서 말하는 스트레스는 좋은 스트레스를 뜻한다. '괴롭고', '싫은' 감정이 들기 시작하면 불필요한 스트레스가 쌓이게 된다. 반면 평소보다 열심히 청소해보면 적절한 피로감과 함께 성취감까지 맛볼지도 모른다.

등산을 좋아하는 사람이라면 평소보다 난이도 높은 코스에 도전해볼 만하다. 좀 더 정성을 들인 요리에 도전할 때도 집중이 잘될 것이다. 자신이 좋아하는 것과 즐기는 것 그리고 달성하기에 약간 진입 장벽이 있는 것을 찾아보자. 업무 중에도 먼저 목표를 설정하고 착수해서 '해냈다!'라고 느낄 수 있다면 호르몬과 자율신경의 균형이 바람직하게 조절되기 쉽다.

성장 호르몬을 늘리려면 '적당한 3가지'를

성장 호르몬은 '약간 벅찬 상태'를 좋아한다

성장 호르몬의 스위치를 켜는 포인트는 심신에 적당히 가해지는 스트레스에 있다. 어느 정도가 '적당할지'는 사람마다 다르지만, 자신에게 '약간 벅차다'고 느껴지는 운동을 해도 성장 호르몬이 나온다. 그 중에서도 근육 트레이닝과 같은 무산소 운동에 조깅과 걷기 등 시간을 들여 중간 정도의 부하에서 하는 유산소 운동을 겸하면 효과적으로 스위치를 켤 수 있다. 다만 너무 격렬하거나 강도가 센 운동을 하면 활성산소까지 대량으로 발생하기 때문에 역효과가 난다. 어디까지나 기준점을 '약간 벅찬' 상태에 둔다. 스쾃을 몇 분 정도 추가하여 하루에 8천 보에서 1만 보 정도 걸으면 도전해볼 만하지 않겠는가. 유산소 운동만 한다면 숨이 약간 찰 정도의 속도로 30분 이상 지속할 때 성장 호르몬이 분비된다.

깊은 잠을 자고 싶다면
반신욕을 한 후에 취침하자

깊은 잠을 위한 첫 번째 선택은 욕조 목욕

깊고 질 좋은 잠을 자려면 자율신경 모드를 교감신경에서 부교감신경으로 확실히 바꿔줄 필요가 있다. 이때 가장 효과적인 방법은 입욕이다. 피곤할 때나 스트레스가 있을 때 욕조에 몸을 담가 하루의 피로를 풀어보자.

피곤할 때 오히려 짧게 샤워만으로 끝내는 사람도 있는데, 샤워는 수압으로 피부가 자극되어 교감신경의 스위치가 켜져 역효과가 나기 쉽다. 또 너무 뜨거운 물도 교감신경을 자극하니 40도 전후의 따뜻한 물속에 20~30분 정도 여유롭게 몸을 담가보자. 배꼽에서부터 주먹 한 개 정도 윗부분에 있는 명치까지만 몸을 담그는 반신욕이 가장 좋다. 반신욕을 하면 하반신에서부터 천천히 따뜻해지면서 말초 모세혈관이 넓어지고 신진대사가 촉진된다. 피로감도 누그러진다. 욕조의 절반은 뚜껑으로 덮어 증기가 빠져나가지 않도록 하면 사우나 효과도 얻게 된다.

잠들기 1시간 전에 목욕하면 기절하듯 잠들 수 있다

욕조에는 취침 1시간 전에 들어가야 바람직하다. 졸음은 체온이 내려갈 무렵 유발된다. 목욕을 마친 후 체온이 점차 내려갈 때 침대에 누우면 금세 잠들게 된다. 특히 40도 전후의 뜻뜻미지근한 물에 몸을 담근 후에는 말초 모세혈관의 혈류가 좋아지고 몸 중심부에 있던 혈액이 줄어들어 몸의 심부 체온이 빠르게 낮아진다. 만약 잠들기 훨씬 전에 목욕할 때는 약간 온도가 높은 물로 몸을 덥혀둔다. 우선 모세혈관이 확장되도록 체온에 가까운 온도인 40도 전후의 물로 20~30분간 반신욕을 한다. 그 후 마무리로 시간을 5분을 더 쓴다. 이때 온도를 1~2도 더 올려서 확실하게 덥히면 된다.

더욱 효과를 높이고 싶다면 욕조 안에서 스트레칭을 하자. 손바닥이 위를 향하게 두고 왼쪽 팔을 쭉 펴서 오른손으로 엄지 외 네 손가락을 아래로 눌러 손목을 10초 정도 젖힌다. 반대 손목도 똑같이 한다. 그러고 나서 숨을 내쉬며 목을 천천히 앞으로 숙이고, 다시 천천히 뒤로 젖히며 근육을 기분 좋게 늘여보자. 마지막으로 목을 앞에서 오른쪽으로 천천히 크게 돌리고, 왼쪽으로도 동일하게 돌린다. 각각 1~3회씩 기분 좋게 느껴질 만큼 돌린다.

술을 끊을 필요는 없지만, 마시는 시간대를 고려하자

알코올은 19시, 카페인은 되도록 17시까지

잠들기 전에 술을 마시는 사람도 있다. 알코올이 간장에서 대사될 때 대사산물인 '알데하이드'가 나오는데 이 물질에는 각성 효과가 있으니 주의가 필요하다. 술을 마신 직후에는 왠지 모르게 기분이 좋아지며 졸음이 몰려온다. 하지만 2~3시간이 지나면 눈이 떠진다. 알데하이드 때문이다. 또 알데하이드가 유발하는 졸음은 렘수면뿐이다. 논렘수면에 빠지지 않는 얕은 수면만 취하게 되는 셈이다. 그래서 수면 중에 가장 중요한 최초의 논렘수면을 놓치게 된다.

간장 대사 시간을 생각하면 알코올은 잠들기 4~5시간 전까지만 마셔야 한다. 각성 작용이 있는 또 다른 성분은 카페인이다. 사람에 따라서는 섭취 후 8~9시간이나 각성 작용이 이어진다는 사실이 밝혀졌다. 커피와 최근 인기 있는 에너지드링크 등 다량의 카페인이 함유된 음료는 16~17시 전까지만 마시도록 하자.

효율적인 운동 효과를 원한다면
서킷 트레이닝을

운동은 무리하지 않고 자신의 속도에 맞춰 꾸준히 하자

운동이 스트레스 해소에 효과적이라는 사실은 잘 알려져 있다. 바쁜 와중에도 효율적으로 운동 효과를 얻고 싶을 때 추천하는 방법은 근육 운동과 유산소 운동을 교대로 반복하는 '서킷 트레이닝'이다.

집에서 푸시업 자세나 복근, 스쾃 등 자신의 체중을 부하로 하는 근육 트레이닝을 매일 바꿔서 한다. 약간 벅차다고 느껴질 정도의 횟수와 시간을 설정하고 유산소 운동을 추가한다. 이마에 살짝 땀이 날 정도로 하는 편이 좋다. 운동을 좋아하지 않는 사람, 시간이 없는 사람은 먼저 '5분 근육 트레이닝+15분 걷기'부터 해보자.

저녁에 서킷 트레이닝을 한 후 0시 이전에 잠들면, 잠든 직후 분비되는 성장 호르몬의 효과는 더욱 두드러진다. 모세혈관의 재생도 촉진된다. 게다가 근육 트레이닝을 통해 미토콘드리아의 수도 더욱 늘어난다.

마음을 풀어주고 편안한 잠을 이끌어주는 뜨거운 우유

밤에 목이 마르면 긴장과 불안을 잠재울 음료를 마시자

밤에는 어떤 음료를 마셔야 좋을까. 앞에서 알코올은 19시, 카페인 음료는 17시 이전까지 마시자고 했다. 또한 목욕은 취침 1시간 전에 하는 편이 이상적이라고 언급했다. 체내 흡수가 빠른 버몬트 드링크 등을 준비하여 수분 보충을 한 다음 양치질하고 목욕해보자. 혹은 긴장과 불안을 잠재울 캐모마일차나 뜨거운 우유를 추천한다.

버몬트 드링크란 사과 식초와 꿀을 1:1~2 비율로 섞은 후 미네랄워터나 탄산수, 따뜻한 물로 7~8배 희석한 음료다. 그리고 양치질한 후 목욕해야 하는 이유는 치약에 함유된 멘톨 성분이 각성 효과가 있기 때문이다. 또 양치질로 구강에 자극을 주면 멜라토닌 분비가 저하된다. 양치질은 취침 전이 아니라 입욕 전에 마치는 편이 좋다.

깊게 잠들고 싶은 날에는 취침 2시간 전에 디지털 기기와 철저하게 멀어지자

밤에 블루라이트를 받으면 체내 시계 균형이 쉽게 흐트러진다

수면 호르몬이라 불리는 멜라토닌은 낮 시간대 활동으로 피곤해진 뇌와 신체를 관리해주는 중요한 호르몬이다. 본래 멜라토닌은 체내 시계와 연동하여 어두워지면 더욱 많이 분비되는데, 뇌의 시상하부가 빛을 감지해버리면 멜라토닌 분비가 억제된다. 특히 스마트폰과 태블릿의 블루라이트는 다양한 빛 중에서도 눈에 강한 자극을 주기 때문에 주의해야 한다. 게다가 블루라이트는 멜라토닌을 억제하는 수준을 넘어서 전자파로 멜라토닌 자체를 파괴해버린다.

잠들기 직전까지 SNS나 게임을 하면 교감신경이 높아지고 흥분 상태가 되어 잠이 달아나버린다. 게다가 망막에도 손상을 주어 눈이 피폐해진다. 당연히 수면 중에 이루어져야 할 세포 회복과 재생도 더뎌진다. 질 좋은 수면을 이루고 싶다면 잠들기 최소 2시간 전, 이상적으로는 21시 이후에는 디지털 기기를 꺼두자.

스트레스로 흥분하여 잠들지 못하는 날이 지속되면 조명 빛에도 주의하자

스트레스가 심한 날에는 조명 빛조차 큰 자극이 된다

멜라토닌은 '질 좋은 수면을 얻게 해주고', '항산화 작용으로 세포가 산화하지 않도록 보호하며', '면역 기능을 향상하고', '체내 시계를 조절하는' 다양한 효과를 지닌 호르몬이다. 잠이 얕아지고, 산화 위험이 높은 스트레스를 받을 때야말로 멜라토닌의 혜택이 필요하다.

멜라토닌은 눈으로 들어오는 빛에 상당히 민감하다. 스트레스로 예민할 때는 방 조명에도 신경 쓰자. 예를 들어 직접적인 빛을 내뿜는 형광등은 피하고 간접 조명을 사용한다. 전구 색을 마음이 차분해지는 따뜻한 계열의 색으로 바꾼다. 침실과 거실은 물론 욕실, 탈의실, 화장실 조명에도 신경 쓰자. 물론 잘 때는 불을 다 끄고 주변을 어둡게 해야 한다. 자다가 도중에 눈이 떠질 때도 스마트폰으로 시간을 확인하는 행위는 반드시 삼간다. 화장실에 갈 때도 빛을 최소한으로 줄여야 한다.

두부·우유·요구르트·치즈·낫토 중 하나는 꼭 먹자

트립토판이 충분하지 않다면 멜라토닌은 만들어지지 않는다

수면 호르몬 '멜라토닌'의 분비를 늘리기 위해서는 트립토판이라는 필수 아미노산이 꼭 필요하다. 필수 아미노산은 몸속에서 합성할 수 없기 때문에 식품으로 섭취해야만 한다. 섭취한 트립토판은 효소 작용으로 먼저 행복 호르몬인 세로토닌으로 바뀐다. 그 후 밤이 되면 멜라토닌으로 변해 수면을 유도한다.

반대로 트립토판이 부족하면 불면증이 생기거나 수면의 질이 낮아진다고 알려졌다. 트립토판을 많이 함유한 대표적인 식품은 두부, 된장, 간장, 낫토 등의 '대두식품', 우유, 치즈, 요구르트 등의 '유제품'이다. 그 외에 바나나, 견과류, 참깨에도 트립토판이 있다. 잠을 잘 자고 싶다면 하루에 한 번은 트립토판을 함유한 식품을 섭취하도록 하자.

베개를 신경 써서 고르면
상상 이상으로 수면의 질이 좋아진다

베개를 바꾸기만 해도 심신이 편해진다

우리는 자면서 20회 정도 몸을 뒤척이며 손발도 빈번하게 움직인다. 좁은 곳에서 같은 자세로 자면 온몸의 혈관과 근육이 경직되어 혈액 순환도 나빠진다. 결국 피곤하고, 몸이 잔뜩 굳은 상태로 아침을 맞이하게 된다. 이러한 상황을 피하기 위해서라도 침구 선택은 중요하다. 특히 베개는 그저 머리를 받치는 물건이 아니다. 자연스러운 자세를 유지하며 신경 섬유의 다발로 몸과 머리를 연결해주는 목을 지지하고 보호하는 도구다.

목의 경동맥은 뇌를 향해 혈액이 통하는 길이다. 경동맥을 통하는 혈액 덕분에 수면 중에도 뇌의 기능이 유지된다. 베개는 뇌의 활동을 지원하는 중요한 역할을 하니 충분히 살펴보고 자신에게 맞는 것으로 골라야 한다. 높이, 크기, 경도, 소재, 형태를 잘 살펴보자. 나도 전문점에서 직접 누워보고 최적의 베개를 골라 사용하고 있다.

관절과 근육이 뻣뻣해 신경 쓰인다면 모관운동을

잠들기 전에 침대 위에서 힘 빼는 시간을 만들어 몸 전체를 관리한다

낮에 책상에 앉아서 혹은 서서 업무를 보는 사람은 아무래도 근육과 관절이 경직되어 하반신이 붓거나 모세혈관으로 가는 혈류가 저하되기 쉽다. 수면은 온몸의 세포를 관리하는 중요한 시간이다. 혈액이 모세혈관으로 원활하게 흐를 수 있도록 뻣뻣해진 근육과 관절을 부드럽게 풀어주자.

잠들기 전 침대 위에서 하는 모관운동을 해보자. 똑바로 누워서 팔과 다리는 천장을 향해 들어 올리고 힘을 뺀 상태에서 손과 발을 탈탈 털어내듯 흔들면 된다. 앞에서 졸음이 오게 하는 가장 좋은 방법은 목욕이라고 언급했다. 목욕 후 잠들기 직전에 모관운동으로 신체를 이완하면 효과가 더욱 높아진다. 피로가 쌓이면 몸이 잘 붓는다. 모관운동은 팔과 다리를 올려 부기를 빼는 데도 효과적이다.

좋아하는 향기로
'방향욕'을 해보자

'편안함'이 느껴지는 향을 골라 휴식을 취하자

자율신경을 교감신경에서 부교감신경으로 전환하는 가장 좋은 방법으로 목욕을 추천했다. 이때 '좋아하는 향기'가 나는 입욕제를 넣으면 더욱 느긋하게 쉴 수 있다. '자신이 좋아하는 향기'에 주목하자. 입욕제 종류는 정말 다양한데 스스로 좋다고 느낀 향기를 맡아야 가장 편안히 휴식하기 좋고 효과도 실감하기 쉬워진다. 향을 맡으면 뇌로 즉시 향에 대한 느낌이 전달된다. 향이 처음에 전달되는 부위는 쾌감과 불쾌감 등의 정보와 관련된 '대뇌변연계'다. 그 후 '대뇌변연계'에서 자율신경계를 관장하는 시상하부로 느낌이 전달된다. 이때 기분이 좋다고 느껴지는 향기는 부교감신경의 스위치를 켜고 심신을 편안하게 해준다. 스트레스를 받을 때일수록 좋아하는 향기에 둘러싸인 방향욕을 통해 뇌의 중추에서부터 온전한 휴식을 취해보자.

쉽게 잠들지 못하는 나날이 지속된다면 탄산욕으로 모세혈관을 확장하자

스트레스가 심한 사람은 대체로 발끝과 손끝이 차갑고 쉽게 잠들지 못한다

지금까지 수천 명의 피험자를 대상으로 수면 중 자율신경의 변화를 측정해왔다. 그 결과 스트레스가 쌓여 있고, 수면이 부족한 사람은 대체로 수면 중에 부교감신경이 충분히 높아지지 않고, 교감신경이 높았다. 이러한 사람들은 남성이든 여성이든 이불에 들어가도 손발 끝이 차가울 때가 많았고, 쉽게 잠들지 못했다. 교감신경이 활성화된 시간이 길게 지속되고, 말초 모세혈관으로 향하는 혈액 흐름이 저하된 상태라는 증거다. 자려고 누워도 좀처럼 잠들지 못한다면 수면 1시간 전에 뜨뜻미지근한 물에 탄산 계열의 입욕제를 넣어 몸을 담가 모세혈관 혈류를 높여보자. 탄산 계열의 입욕제로 몸 전체가 골고루 따뜻해지는 이유는 물에 녹은 탄산가스 성분이 자극되어 모세혈관의 내피세포에서 혈관벽을 넓히는 일산화질소가 나오기 때문이다. 탄산 계열 입욕제의 메커니즘은 과학적으로도 인정받았다.

쉽게 잠들기 위해서는
호흡 횟수를 줄여야 한다

'10·20 호흡법'은 나의 입면 의식에 반드시 포함되는 호흡법

나는 업무상 해외에 있는 사람과 실시간으로 대화를 주고받을 때가 많아서 취침 시간이 제각각일 때가 참 많다. 규칙적인 생활이 정말 중요하다고 설파하고 있지만 업무 상황이 허락하지 않을 때가 많다. 이럴 때는 자율신경의 균형을 신속하게 맞춰주는 호흡을 통해 극복하고 있다. 수면을 소홀하게 여기면 몸도 마음도 회복되지 않는다. 그래서 수면에는 특히 세심한 주의를 기울인다.

이상적인 수면 시간을 확보하지 못할 때는 1분 1초라도 빨리 잠들 준비를 마치고, 뇌가 휴식하도록 '10·20 호흡법(108쪽)'을 습관적으로 해보자. 1분에 불과 2회만 하는 호흡법으로 교감신경을 재빨리 진정시키고 부교감신경의 스위치를 켜준다. 또 쉽게 잠들게끔 도와준다. 조명을 끄고 아무 생각 없이 호흡에만 집중하는 것이 요령이다.

수면이 중요하지만 시판 중인 수면 유도제나 영양제를 함부로 남용하지 않는다

일시적인 시차증과 불면 대책으로만 활용하고 장기적으로는 복용하지 않는다

앞에서 성장 호르몬과 멜라토닌 등 호르몬 계열의 영양제 복용은 주의해야 한다고 언급했다. 수면 유도제와 수면제 역시 기본적으로 추천하지 않는다. 물론 수면은 중요하다. 스트레스를 받으면 수면에 막대한 지장이 생겨 항상 피곤한 상태로 지내다가 더욱 스트레스를 받게 되는 굴레에 빠지고 만다. 그래서 시판 중인 수면 유도제를 주기적으로 먹는 사람이 늘고 있다. 시중에 판매되는 대부분의 수면 유도제는 감기약에 쓰이는 항히스타민 성분이다. 졸음이 찾아오는 부작용을 활용한 약인데 내성이 생기기 쉽고 먹는 양이 늘어날 위험성도 있다.

우리 몸에는 상상을 초월할 만큼 우수한 기능이 숨어 있다. 약과 영양제에 의존하기 전에 생활 습관을 바로잡고, 본래의 항상성을 회복하는 일이야말로 건강한 수면을 지키는 확실한 방법이다.

부종이 신경 쓰인다면 몸속 쓰레기를 완전히 제거하는 호흡법을

자도, 자도 피곤하다면 림프액 흐름이 정체된 상태

스트레스가 심한 사람은 호흡이 얕고, 횡격막을 제대로 움직이지 못한다. 횡격막의 움직임이 좋지 못하면 체내의 노폐물을 운반해주는 림프액의 흐름도 나빠진다. 횡격막 근처에는 림프액의 80%가 통과하는 '가슴 림프관 팽대'라는 부위가 있다. 이곳은 원래 새끼손가락 정도의 크기지만 노폐물이 쌓이면 큰 주먹만 한 크기까지 팽창한다. 횡격막을 확실히 움직이면 가슴 림프관 팽대에 압박이 가해져 림프액의 흐름이 좋아진다. 하지만 호흡이 얕으면 흐름이 약해진다. 이대로 림프액이 정체된 상태를 방치하면 지방산과 피로 물질을 포함한 노폐물이 쌓여 림프액이 끈적끈적해지고 점점 흐름이 나빠진다. 잠들기 전 반드시 '림프 호흡법(106쪽)'으로 끈적끈적해진 림프액을 원상태로 돌리자. 이 호흡법은 똑바로 누운 후 무릎을 세워서 하기 때문에 중력의 영향을 받지 않아서 가슴 림프관 팽대에 자극을 제대로 주게 된다.

일이 바쁠 때일수록 뇌를
과학적으로 정리하는 명상의 시간을 갖자

원고나 논문 제출 기일이 다가오면 반드시 하는 방법

뇌파는 크게 알파(α), 베타(β), 세타(θ), 델타(δ) 4가지로 구분할 수 있다. 정신 상태나 자율신경의 균형에 따라 활성화되는 뇌파가 달라진다. 낮에 활동 중일 때는 베타(β)파가 80~100%나 된다. 휴식을 취하면 알파(α)파가 늘며 그 비율이 높아질수록 '휴식의 질이 좋은' 상태라고 볼 수 있다. 알파(α)파보다 깊은 휴식 상태일 때 출현하는 세타(θ)파는 잠들때 뚜렷이 나타난다. 하버드대학교의 연구에서는 잠들기 전 효과적인 마음 챙김 명상(110쪽, 142쪽)을 실시하면, 수면 중에 세타(θ)파가 올라가 단기 기억의 용량이 증가한다는 사실을 밝혔다.

마음 챙김 명상 중에는 뇌의 전두엽 활동이 억제된다. 잡념을 떠올리지 않는 만큼 기억을 관장하는 해마에 부담을 덜 주기 때문에 세타(θ)파가 나오기 쉬워진다. 게다가 잠든 동안 불필요한 기억이 잘 정리되어 상쾌한 기분으로 일어나게 된다.

세포 호흡을 위해서도
놓치기 쉬운 '숨은 빈혈'에 주의

세포 호흡을 강화하려면 헤모글로빈의 '철'이 필요하다

자율신경을 정돈하고 세포 호흡을 원활하게 만드는 '행동 비결'을 다양하게 소개해왔는데 사실 각 세포에 산소를 운반하려면 적혈구의 헤모글로빈이 필요하다. 헤모글로빈이 부족한 주요 원인은 철분 부족과 관련이 있다. 하지만 건강 검진 등의 혈액 검사는 철 결핍 증상이 꽤 진행된 단계가 아니면 빈혈이라고 진단하지 않아서 '숨은 빈혈'을 놓칠 때가 많다. 기본적으로 철 부족은 식사로 보충해야 한다.

흡수율이 높은 헴철은 돼지고기, 닭고기, 참치, 굴, 바지락 등에 풍부하게 들어 있다. 또 헴철만큼 흡수율이 높진 않지만 시금치 등의 녹황색 채소와 미역, 톳 등 식물성 식품에 함유된 비헴철도 양질의 단백질과 비타민C와 함께 섭취하면 흡수율이 높아진다. 숨은 빈혈을 없애려면 균형 잡힌 식사가 중요하다는 뜻이다. 세포 호흡을 위해서도 다음 쪽에서 소개하는 '지중해식'을 중심으로 식단을 짜보길 바란다.

세포 건강까지 신경 쓰고 싶다면 '지중해 요리'

비정제 곡물을 중심으로 한 식사에 올리브유 추가

세포 호흡으로 미토콘드리아가 에너지를 만들려면 효소 외에도 필요한 영양소가 충분히 있어야 한다. 너무 과하거나 부족하지 않은 영양소를 얻으려면 균형 잡힌 식사가 중요하다. 그렇다면 과연 어떤 식사가 이상적일까? 최근 들어 세계적으로 주목을 받는 조리법이 있다. 바로 '지중해식' 식사법이다. 간단하게 말하자면, 탄수화물(정제 곡물), 채소, 생선, 해조류를 중심으로 한 메뉴에 항산화력이 높은 올리브유(지중해 식단의 기본)를 추가한 방식이다.

현미와 보리, 감자 등의 탄수화물을 주식으로 확실히 챙긴다. 반찬으로는 채소, 해조류, 콩류를 적극적으로 섭취하되 기름을 사용할 때는 올리브유를 넣는다. 또 김치, 요구르트, 치즈, 낫토 등의 발효 식품도 하루에 한 번 섭취하자. 단백질원으로 육류는 일주일에 몇 번 먹는 정도로만 하고, 생선을 중심으로 식단을 구성하는 편이 이상적이다.

짜증을 숨길 수 없을 만큼 신경이 예민해질 때는 바나나우유로 가라앉힌다

칼슘이 부족하면 쉽게 짜증이 난다는 설이 잘못된 걸까?

칼슘의 99%는 뼈나 치아에 존재한다. 1%는 혈액과 세포 내에 존재하는데 혈액 속에서 일정 상태를 유지하도록 조절한다. 혈액 속 칼슘은 혈액의 응고 작용을 촉진하는 역할 외에 뇌신경의 흥분을 가라앉혀 신경과 근육의 움직임을 조절한다.

칼슘이 부족해지면 즉시 짜증이 나진 않지만 칼슘을 포함한 대표 식품인 우유가 짜증을 가라앉힌다는 점은 사실이다. 우유에는 필수 아미노산의 한 종류인 트립토판이 많이 함유되어, 예민해진 정신을 안정시키는 데 도움을 준다. 짜증이 나면 어쩐지 단것을 먹고 싶어진다. 그럴때 '짜증스러운 기분을 가라앉히는 음료'로 '바나나우유'를 추천한다. 바나나에는 트립토판이 함유되어 있고 자연스러운 단맛으로 '단것에 대한 욕구'를 채워주기 때문이다.

오후 5시를 웃는 시간으로 정해서
무조건 미소를 지어보자

교감신경에서 부교감신경으로 전환되는 시간대에 세로토닌 스위치를 누른다

웃는 얼굴을 만들면 세로토닌이 늘어난다고 설명했는데, 생체 리듬에 맞춰 세로토닌 스위치를 누르기 가장 좋은 시간대는 오후 5시경이다. 이 시간대에 자율신경은 낮의 활동을 지원하는 교감신경에서 휴식을 유도하는 부교감신경으로 전환된다. 우리가 본래 지닌 생체 리듬에 따라 일어나는 현상이다. 다만 스트레스를 받았거나 피곤한 상태에서는 부교감신경이 좀처럼 높아지지 않는다. 자율신경의 전환이 원활하게 이루어지도록 '오후 5시는 웃는 시간'으로 정해두고 입꼬리를 올려보자. 업무가 끝나서 여유로워지는 시간대에는 웃음을 터트릴 만한 예능 프로그램이나 영상을 보면서 부교감신경을 활성화하자. 세로토닌은 짧은 시간, 작은 자극에도 반응한다. 5분~10분 정도로 짧은 동영상을 봐도 충분하다. '실컷 웃고', '미소를 짓고', '입꼬리를 올리는 횟수'가 늘어나면 늘어날수록 행복 호르몬인 세로토닌 분비가 증가한다.

'제대로 씹는 과정'에 의식을 두면
왠지 행복해진다

'세로토닌 생산 시간대'인 귀중한 식사 시간을 헛되게 보내지 않는다

행복 호르몬인 세로토닌은 '리듬 운동'으로 왕성하게 분비된다. 평소 생활 중 무의식적으로 하게 되는 리듬 운동이라고 하면 '호흡' 외에 '씹기'가 있다. 씹는 시간대를 헛되게 하지 않고, 세로토닌이 생산되도록 하려면 식사할 때마다 '제대로 씹는 과정'을 의식하자. 한 입 넣을 때마다 30회씩 씹는 것이 좋다. 그러면 침샘에서 SOD라고 하는 높은 항산화력을 지닌 효소가 나와 위장의 부담을 줄여준다. 해치우듯 먹는 버릇도 고치게 되는 등 좋은 점밖에 없다. 다만 익숙하지 않은 사람에게는 굉장히 힘들 테니 우선은 '잘 씹는 것'에 집중하며 15회씩 씹어도 괜찮다. 특히 아침과 점심 식사 중 씹기 횟수에 집중하면 수면 호르몬인 멜라토닌이 증가하여 밤에 쉽게 잠들게 된다.

'먹는' 행위에 의식을 집중하면 좋은 일이 많다

'무언가를 하면서 먹으면' 교감신경이 활성화된다

혼자 식사할 때가 늘고, 친구들과 함께 식사할 기회가 줄어든 요즘 '동영상을 보면서', 'TV를 보면서' 먹는 사람이 많아졌다. 식사할 때 다른 것에 집중하면 먹는 행위 외에도 에너지를 써야 해서 소화·흡수가 원활하게 이루어지지 않는다. 그 외에 또 주의할 점이 있다. 본래 식사는 부교감신경을 활성화하는 행위인데 TV나 동영상을 보면서 먹으면 교감신경이 활성화된다. 그래서 식사를 통해 얻게 될 '행복감'과 '포만감'에 둔감해져 나도 모르게 과식을 하거나 몸에 안 좋은 음식, 자극적인 음식이 자꾸 당긴다.

다른 행위를 하면서 먹거나, 빠르게 먹는 습관이 있는 사람은 되도록 '먹는 행위'에만 집중하려고 노력해야 한다. 천천히 시간을 들여 음식 맛을 음미해보자. 그렇게만 해도 부교감신경이 높아지고, 식사를 통한 만족감도 높아진다. 또 앞서 소개한 씹기 횟수를 늘리기도 쉬워진다.

장은 '식사'라는 자극이 더해져야 움직이기 시작한다

하루 세 끼 식사가 장을 위해서도 체내 시계를 위해서도 가장 좋다

장 건강은 자율신경 균형과 이어진다는 사실을 이야기했다. 그렇다면 장을 어떻게 관리해야 할까? 이제부터 장이 건강해지는 '장 활동'의 비결을 살펴보자. 우선 대전제가 되는 부분은 다음과 같다. 장은 소화기관이기 때문에 장 건강을 유지하려면 '무엇을 섭취했는지'가 중요하다. 또 장을 움직이게 하려면 '식사로 인한 자극'이 필요하다. 적당한 공복 시간을 만들고, 자율신경의 균형과 체내 시계를 조절하는 관점에서 하루의 식사 스케줄을 생각하면 '하루 세 끼 식사'가 가장 적절하다.

세로토닌을 늘리는 식사법으로 식사와 식사 사이의 간격을 5시간 정도로 두고 하루 세 끼를 먹도록 제안했다. 호르몬과 장의 건강을 위해서도 하루 세 끼가 바람직하다. 바쁘거나 다이어트 중이라는 이유로 식사를 건너뛰는 사람도 있을 텐데 자율신경과 호르몬, 장내 환경을 개선하고 싶다면 하루 세 끼를 추천한다.

식사를 건너뛰는 대신
젤리 음료나 채소 주스로 장을 자극한다

'식사 = 장에 자극 주기'이므로 세 번은 자극을 주도록 한다

장은 자극을 받아야 움직인다. 반대로 자극이 적으면, 제대로 움직이지 않는다. 식사란 장에 자극을 주는 일이라는 개념을 심어두자. 하루에 한 끼를 먹으면 장에 한 번만 자극을 주게 된다. 두 끼라면 두 번이다. 그렇다면 식사 횟수를 많이 주면 줄수록 장에 좋을까? 자극이 너무 많아도 장은 피곤해진다. 장에 적절한 자극과 휴식을 준다고 생각하면 하루 세 끼가 바람직하다.

규칙적으로 세 끼를 먹으라고 하면 완벽히 균형 잡힌 식사를 떠올리며 어떻게 매번 이렇게 먹느냐며 거부 반응을 보이는 사람도 있다. 하지만 장을 자극하는 일에 초점을 둔다면 간단한 젤리 음료나 채소 주스도 괜찮다. 식사를 건너뛰지 않는 것이 중요하다. 물론 균형 잡힌 식사를 할 여건이 된다면 좋겠지만 세 끼 중 한 끼는 자주 건너뛰게 된다면 일단 '하루에 세 번, 장에 자극을 주는 시간대를 갖는 일'부터 도전해보자.

가능하다면 아침은 확실히 챙겨
장내 환경을 정리한다

효과를 많이 볼 수 있는 아침 식사

장에 자극을 주고자 할 때 가장 중요한 부분은 아침 식사다. 나는 지금까지 수많은 사람의 자율신경 추이를 측정하고 생활 습관을 조사해왔다. 아침 식사를 균형 있게 섭취한 사람은 대체로 변비 증상을 보이지 않았고, 자율신경의 균형도 좋았다. 아침 식사를 할 때 얻게 되는 효과는 많지만 특히 강조하고 싶은 점은 아래의 세 가지다.

① 위장에 음식물이 들어가면서 장 연동 운동을 촉진한다.
② 배 시계를 초기화하여 생체 리듬을 조절한다.
③ 잠자며 활성화된 부교감신경에서 교감신경으로 원활하게 전환한다.

아침 식사를 제대로 챙기는 습관을 들이면 '제2의 뇌'라고도 불리는 장 활동이 개선되어 육체와 정신 모두 건강해진다.

칼로리 배분은
3등분이 이상적

'하루에 3번, 영양소를 골고루 섭취할 수 있는 식사를 하자.', '칼로리 배분은 3등분을 하거나 아침과 점심 식사 때 많이 먹어두는 편이 좋다.'라고 이야기하면 난감해하는 사람이 적지 않을 듯하다. 이러한 이상적인 식사 방식은 아무래도 바쁜 사람에게는 어렵다.

한편 생리학적으로 보면 지방을 쌓아두는 유전자라 불리는 비말원은 새벽 6시경에 낮아지고, 점심 이후 15시경까지 비교적 낮은 수치로 변화한다. 그 후 조금씩 상승하여 21시 이후에는 상당히 높아지고, 새벽 2시경까지 높은 수치로 변화한다. 그런 다음 아침을 맞이하면서 다시 내려간다. 같은 음식을 먹어도 낮보다 밤에 먹으면 지방이 되기 쉽다는 뜻이다. 특히 21시 이후에 하는 식사는 지방이 되기 쉽다. 이러한 과학적 근거를 파악하고 가능한 범위 내에서 이상적인 방식으로 식사하여 몸과 마음을 건강하게 유지하자.

정신 강화를 위해 '장내 세균'을
다양하게 만들자

장의 도움 없이는 뇌 안에서 '세로토닌'을 늘리지 못한다

장은 자율신경 조절에 중요한 역할을 한다. 장내 환경을 개선하기 위해 적극적으로 섭취할 만한 음식은 바로 발효 식품이다. 발효 식품에는 크게 '식물성'과 '동물성'이 있다. 식품마다 함유된 균의 역할이 조금씩 다르기에 균의 다양성을 위해서도 되도록 여러 종류의 발효 식품을 섭취하자. 식물성 발효 식품에는 된장과 김치, 낫토, 식혜 등이 있다. 동물성 발효 식품에는 치즈와 요구르트, 건조 생선 등이 있다.

또 장내 세균은 뇌에서 만드는 행복 호르몬인 '세로토닌'의 합성을 돕는 비타민도 생산한다. 장내 세균의 도움 없이는 뇌에서 세로토닌을 늘리지 못해 정신적인 면에서도 영향이 나타난다. 특히 40대 이후라면 더 많이 의식해야 한다. 이상적인 장내 세균의 비율은 '유익균이 20%, 유해균이 10%, 기회균이 70%'이지만 나이 듦에 따라 비율은 바뀌며 유해균이 급격히 증가한다. 이때는 발효 식품의 힘을 활용해야 한다.

'손톱을 문지르면' 자율신경의 균형을 빠르게 조절할 수 있다

신경섬유가 밀집된 손끝을 자극하여 자율신경을 조절하자

자율신경을 조절하기 위해서 언제 어디서든 생각나는 틈틈이 바로 해볼 만한 방법은 '손톱 문지르기'다. 방법은 매우 간단하다. 손톱 큐티클 부위의 양쪽 끝을 반대편 손의 엄지와 검지로 잡고 10~20초 정도 적절한 압을 가해 문지르기만 하면 된다. 손끝에는 신경섬유가 밀집해 있다. 손톱의 뿌리 부위에 자극을 주면 자율신경에도 전달되어 교감신경과 부교감신경의 균형이 맞춰진다. 다만 한 가지 주의사항이 있다. '약지'는 교감신경을 자극하고, 다른 손가락은 부교감신경을 자극한다. 마음이 안정되지 않을 때나 교감신경이 높을 때는 '약지 이외의 손가락'을 문지르자. 반대로 의욕이 생기지 않거나 기분이 나아지게 만들고 싶다면 '오로지 약지'만 문질러야 효과가 있다. 또 불안정한 마음을 조절할 때 외에도 일상적으로 손톱을 문지르면 좋다. 세포 호흡에 영양을 전달하는 모세혈관의 혈류 촉진에 도움이 되기 때문이다.

마, 토란 등 끈적끈적한 점액이 있는 식품을 적극적으로 섭취하자

장내 플로라를 조절하려면 프리바이오틱스도 함께 섭취

앞서 장내 세균의 분류와 비율에 관해 이야기했는데 이러한 미생물군집은 '장내 플로라'라고 불린다. 장내 환경이 개선된 상태란 장내 플로라의 균형이 좋은 것을 말한다. 이상적인 장내 플로라를 위해서는 유익균을 함유한 발효 식품 프로바이오틱스뿐만 아니라 유익균의 먹이 프리바이오틱스도 필요하다. 대표적인 프리바이오틱스는 '식이섬유'와 '올리고당'이다. 식이섬유에는 '수용성'과 '불용성'이 있다. 유익균의 번식에 특히 효과적인 것은 마, 토란, 미역귀, 낫토, 오크라 등 끈적끈적하고 점액이 있는 식자재에 함유된 수용성 식이섬유다. 불용성 식이섬유는 변의 양을 늘리고, 장의 연동 운동이 활발해지도록 돕는다. 또 올리고당을 많이 함유한 대표적인 식품은 바나나와 대두, 양파, 우엉, 아스파라거스다. 발효식품과 함께 적극적으로 섭취하면 더욱 효과적으로 장내 플로라를 정돈할 수 있다.

자율신경이 무너지지 않도록
'세 끼의 시간표'를 알아두자

아침 식사 외에도 식사에는 적절한 시간대가 있다

배 시계는 체내 시계 조절에 중요한 역할을 한다. 아침 식사의 시간이 매우 중요하다는 점 역시 앞에서 이야기했다. 복습해보자면 기상 후 1시간 이내에 먹어야 가장 좋다고 했는데, 사실 세 끼 모두 이상적인 시간대가 있다. 식사는 체내 시계를 조절하기 위해서도, 장에 자극을 주기 위해서도, 기본적으로 세 끼를 먹어야 한다. 세 끼를 먹는 습관을 들인 다음 식사 시간과 무엇을 먹을지 정하면 좋은데 너무 예민하게 굴면 오히려 스트레스가 되니 가능한 범위 내에서 해보자. 점심 식사 시간대는 아침 식사와 저녁 식사 시간에 따라 조절한다. 각 식사 사이의 간격은 5시간 정도로 두는 편이 좋다. 저녁 식사를 잠들기 직전에 하면 자율신경의 균형이 무너질 뿐만 아니라 수면의 질도 상당히 떨어진다는 점을 염두에 두자. 그러니 '저녁 식사'는 취침 3시간 전까지 늦어도 21시 전에는 마치도록 한다.

집중력이 필요한 업무일수록
오전 중에 처리하자

잘못된 판단을 피해야 하는 중요한 업무는 오전에 한다

기상 후 2~3시간은 뇌가 하루 중 가장 영민하고 깨끗할 때다. 오전 중에는 체내 리듬상 세로토닌이 가장 많이 분비되고, 교감신경의 활동도 활발해진다. 집중력도 높아지고 각성한 상태가 이어진다. 오전은 하루 중 에너지가 가장 샘솟는 시간대다. 나도 치밀한 검증이 필요한 논문을 집필할 때는 밤을 새워서 하는 대신 일찍 일어나서 아침에 집중적으로 쓰는 편이다. 아침과 저녁의 뇌 활동 효율은 질이 전혀 다르다.

심리학에는 저녁에 판단력이 둔화하는 현상을 가리키는 용어가 있다. 바로 '황혼 효과(黃昏效果, Twilight effect)'다. 날이 저물어 어두워지는 시간대에는 상대방의 판단력도 흐려지기 때문에 저녁에 협상하면 성공 확률이 높아진다는 뜻이다. 반대로 오전 중에는 뇌가 각성 모드에 들어가 다소 공격적으로 된다. 분란을 일으킬 가능성이 있는 주제로 대화를 나누면 필요 이상으로 극에 치달을 수 있으니 주의하자.

14시~17시는 창조력과
기획력이 높아지는 시간대

새로운 기획과 아이디어 짜기 등 창조적인 업무에 최적

점심을 먹고 잠시 휴식을 취한 후 14시부터 17시 사이는 체내 리듬상 하루 중 가장 활동량이 많은 시간대다. 교감신경의 상승이 절정에 달하고 활동에 필요한 호르몬 분비도 상당히 높아진다. 또 점심 식사 때 섭취한 영양이 보급되어 혈액 내 단백질이 증가한다. 적혈구가 늘어나서 세포에 산소를 운반하는 헤모글로빈도 증가한다. 당연히 세포 호흡도 활발해진다.

이러한 조건이 충족된 사람은 감정이 풍부해지고 창조성도 높아진다. 이 시간대에는 새로운 기획을 짜거나 아이디어를 내는 발상력과 창조력이 요구되는 독창적인 업무에 적합하다. 다만 14시에서 17시 사이에 계속 앉은 상태에서 일하는 것은 좋지 않다. 집중력이 지속되는 90분 단위로 시간을 나눠서 쓰도록 하자. 가끔 집중력을 높이는 '1:1 호흡법'(104쪽)을 하면 더욱 새롭고 신선한 아이디어가 떠오르기도 한다.

운동선수의 골든타임은
15시~17시

신체 능력이 최고조가 되어 세계적인 기록을 내기 좋을 때

15시부터 17시 사이는 교감신경의 활동이 하루 중 가장 활발해지기 때문에 신체 기능을 발휘하기 좋은 시간대다. 점심 식사 때 섭취한 영양소가 체내를 순환하고 세포 호흡에 의해 미토콘드리아가 ATP를 잘 생성하기 때문에 몸은 에너지로 가득 채워진다. 심장의 수축력이 강해지고, 호흡 기관도 확장되며, 온몸의 골격근 수축력도 높아진다. 특히 운동하기에 최적인 상태가 된다. 스포츠 분야에는 이 시간대에 세계적 기록을 내기 쉽다는 통계 결과도 있다. 즉 체내 리듬상, 기상 후 7~9시간 후에 신체 능력이 가장 높아진다고 볼 수 있다. 프로 운동선수는 경기 시간을 기준으로 거꾸로 계산하여 기상 시간과 트레이닝 방법을 정한다. 꼭 운동선수가 아니어도 '골든타임을 기준으로 거꾸로 계산하는 방식'을 염두에 둔다면 활동에 큰 도움이 될 것이다.

시차증은
기내식을 건너뛰면 해결된다

식사 간격을 '일부러' 길게 두면 체내 시계와 자율신경의 균형을 맞추게 된다

코로나 시대가 되면서 하버드대학교가 위치한 보스턴, 소르본대학교가 위치한 파리 그리고 거주지인 도쿄를 실제로 오갈 기회는 크게 줄었다. 하지만 온라인 회의를 하더라도 시차가 있어서 가끔은 시차증을 견뎌내야 한다. 되도록 빨리 체내 시계와 자율신경의 균형을 맞추고 싶을 때, 나는 일부러 식사를 건너뛴다. 평소에는 규칙적인 식사를 권하지만, 자율신경의 균형이 흐트러질 때는 식사 시간대가 체내 시계에 끼치는 영향력이 작지 않다는 점을 활용한다. 내가 자문하고 있는 메이저리그의 야구 선수들도 마찬가지다.

평소 아침 식사 시간을 기준으로 거꾸로 계산한 16시간 동안 아무것도 먹지 않으면 배 시계가 부모 시계를 이기게 된다는 하버드대학교의 연구 결과를 응용한 방법이다. 어떤 일로 체내 시계가 크게 어긋났다면 16시간 동안 단식한 후에 평소처럼 식사하자.

세포 호흡을 위해서는 식후, 잠시 '소'처럼 누워 있어도 괜찮다

식후 바로 움직이면 혈류량이 20~30%로 급격히 감소한다

'먹고 바로 누우면 소가 된다.'는 말을 들어본 적이 있는가. 실제로는 오히려 누워도 괜찮다. 식사를 마치자마자 왕성한 활동을 하면 혈액이 근육 활동에 쓰이고 만다. 위장으로 흘러 소화를 담당하려던 혈액 흐름은 위축된다. 모처럼 섭취한 영양소를 제대로 흡수하지 못하면 세포에 도달하지 않는다. 식후에는 되도록 몸을 움직이지 말고 부교감신경이 활성화되도록 휴식을 취하자. 또 혈액에 들어간 영양분이 잘 분해되어 간장으로 전달되도록 잠시 누워 있어도 괜찮다. 간장으로 흐르는 혈액량은 누워 있을 때 더욱 많아지고, 서 있으면 70% 정도, 움직이면 20~30%로 급격히 감소한다. 그렇지만 누워 있는 시간은 10분 정도로 제한하자. 그 정도라면 지방 대사를 촉진하는 노르아드레날린이 분비되니 오히려 다이어트에도 효과적이다.

073

중요한 날 아침에는
일부러 느긋하게 보낸다

교감신경은 반응이 빠르고, 부교감신경은 반응이 느리다

생체 리듬을 조절하는 관점에서 아침의 행동이 중요한 이유를 지금까지 거듭 이야기했다. 하루를 어떻게 시작하느냐에 따라 그날의 컨디션과 행동이 크게 달라진다. 그래서 자율신경을 쉽게 조절하려면 아침 행동을 바꾸는 편이 가장 좋다.

중요한 회의나 용건이 있는 날일수록 평소보다 일찍 일어나자. 아침 햇살을 충분히 쐬고 식사로 체내 시계를 초기화한다. 샤워로 몸에 활력을 주고 교감신경에 자극을 주자. 그 후에는 의식적으로 느긋하게 보내거나, '4·4·8 호흡법'을 시도해 교감신경이 너무 올라가지 않도록 한다. 교감신경은 자극에 대해 즉시 반응한다. 그에 비해 부교감신경의 반응은 둔하다. 확실히 올리고자 할 때 5분 정도 걸리기도 한다. 긴장이 수반되는 중요한 날 아침에는 오히려 느긋하게 행동하는 편이 좋다.

직접적으로 뇌에 전달되는 '향'을 생활에 활용하자

좋아하는 향은 순식간에 자율신경을 조절한다

자율신경을 조절하기 위해서는 향을 활용하는 방법도 효과적이다. 우리가 가진 시각, 청각, 촉각, 미각, 후각은 무의식 중 자율신경에 영향을 준다. 그중에서도 후각 정보는 뇌에 즉시 전달되기 때문에 기분이 좋아지는 향을 맡으면 마음이 안정되고 뇌 안에서 알파(α)파가 나와 편안해진다. 향에는 각각의 특성이 있다. 교감신경을 자극하는 각성 작용을 지닌 향과 부교감신경을 자극하는 진정 작용을 지닌 향을 구분해서 사용하는 편이 좋다. 특히 진정 효과가 있는 향이 부교감신경에 끼치는 영향이 훨씬 두드러진다. 주로 쓰이는 향은 다음과 같다.

각성 작용 : 페퍼민트, 로즈메리, 유칼립투스, 레몬 등

진정 작용 : 캐모마일, 라벤더, 스위트오렌지 등

주 1회 간격으로 'HSP 입욕법'을 하여 항스트레스 체질로 거듭나기

체내에 HSP가 많을수록 스트레스를 견디는 힘이 강해진다

피로가 너무 쌓여서 면역력까지 떨어질 때는 42도 정도로 약간 뜨거운 물에 10분간 몸을 담그는 'HSP 입욕법'을 해보자. 우리 몸을 구성하는 60조 개나 되는 세포는 스트레스를 받거나 나이가 들어감에 따라 손상 된다. 손상된 세포를 건강하게 재생시키고자 작용하는 단백질이 'HSP' 즉 '열 충격 단백질'이다. HSP를 늘리는 효과적인 방법은 바로 온열 스트레스다. HSP 입욕법은 체온이 38도가 되도록 어깨 부위까지 물에 담가 효율적으로 HSP가 늘어나게끔 하는 방식이다. 물이 42도라면 10 분, 41도라면 15분 정도로 HSP를 늘릴 수 있다. 42도 이상인 물속에 오래 있으면 오히려 안 좋은 점이 생기니 욕심은 금물이다. 또 42도 물 로 교감신경이 심하게 자극받아 잠들지 못할 때가 있다. HSP 입욕법은 취침 2시간 전, 주 1회 간격으로 해보자. 효과는 일주일 정도 지속되니 주 1회만 해도 충분하다.

몇 시간의 '산림욕'으로
스트레스 반응에서 벗어나자

예방의학 분야에서 주목받는 숲 테라피! 여행을 계획한다면 산림욕도 해보자

현재 내가 몰두하는 연구 중 하나는 산림욕 효과에 대한 검증이다. 산림 환경과 접촉하면 이완 효과가 있다는 사실은 이미 여러 연구에서 입증되었다. 내가 실시한 연구에서도 스트레스 상태에 놓여 혈압 상승, 교감신경 상승, 불안 증세 등의 반응을 보이는 사람이 몇 시간 동안 산림욕을 한 결과 생리적인 스트레스 반응에서 해방되어 푹 쉬게 되었다. 게다가 효과는 3~5일간 지속되었다. 산림욕에 원칙은 없다. 기본적으로는 나무들로 둘러싸인 산림 속을 산책하면 된다. 혹은 나무들이 가득한 장소에서 편안히 쉬며 긴장을 풀면 된다. 일상적으로는 나무가 많은 길을 거닐어도 좋다. 멀리 여행을 간다면 산림욕이 가능한 장소에 들러 몸과 마음을 쉬어보자.

인터벌 걷기로 자율신경의 전반적인 에너지를 끌어올린다

15~30분간 빨리 걷다가 천천히 걷는 습관을 들인다

자율신경의 균형이 흐트러지는 원인은 다양하다. 특히 수면 시간이 부족한 사람일수록 자율신경이 '피폐기'에 접어든 경우가 많고, 대체로 전반적인 에너지마저 저하된다. 이러한 사람은 일상생활 중에 걷기를 시도하는 것이 가장 좋다. 걸음 수는 평균 '8천 보~1만 보'를 권한다. 한 번에 이렇게 걸을 필요는 없고 하루 중 틈틈이 걸어서 채우면 된다. 또 걷기 효과를 높이기 위해서는 빨리 걷다가 천천히 걷기를 몇 분씩 교대로 반복하는 '인터벌 걷기'를 추천한다. 인터벌 걷기를 하면 근력 향상, 지구력 향상, 생활 습관병 개선, 마음 건강 개선 효과를 보게 된다는 사실이 연구로 입증되었다. 전반적인 에너지를 끌어올리려면 매일 확실하게 걷고, 걸음 수도 측정하는 것이 가장 효과적이다.

집에 머무는데
'이코노미클래스 증후군'이 늘어나는 추세?

의자에 앉아 있는 시간이 긴 사람일수록 일찍 사망한다는 설까지 있다

긴 시간 동안 책상에 앉아 업무를 보는 사람이라면 이코노미클래스 증후군을 주의해야 한다. 이코노미클래스 증후군이란 비행기 좌석 등 좁은 공간에서 몸을 움직이지 않아 혈류가 정체되면서 혈전이 생기는 병이다. 혈전이 생기지 않더라도 발을 오랫동안 움직이지 않으면 뇌졸중과 심근경색을 일으킬 가능성이 커진다. 또 앉아서 업무를 볼 때 앞으로 기운 자세를 취하면 횡격막 주변이 압박되어 호흡이 얕아지고, 자율신경의 균형이 무너져 심신의 컨디션이 더욱 안 좋아진다. 호주에서 약 20만 명을 대상으로 한 조사에서는 운동 습관이 있든 없든, 앉아 있는 시간이 길수록 사망 위험률도 높아진다는 사실이 밝혀졌다. 가능하다면 90분에 한 번은 일어나서 혈류 개선에 신경 쓰자.

재택근무 중이라면 휴식 시간에
콧노래로 에너지를 높이자

구강 호흡을 고치려고 할 때 추천하는 방법은 콧노래다

입으로 호흡하는 사람은 호흡이 얕아지며 자율신경 균형도 흐트러지기
쉽다. 구강 호흡의 폐해는 이미 설명했지만 거기에 한 가지가 더 있다.
실은 구강 호흡을 습관적으로 하는 사람은 혀의 근력이 떨어져 입꼬리
가 내려가는 바람에 팔자 주름이 생기거나 이중 턱이 되는 경향을 보인
다. 건강이 안 좋아질 뿐만 아니라 겉모습까지 늙어간다.

재택근무 중이라면 타인의 시선을 신경 쓰지 않아도 되니 업무 중이
나 휴식 시간에 마음껏 콧노래를 불러보자. 콧노래는 복식 호흡 훈련에
도 도움이 된다. 또 발성이 좋아져 발성 연습법으로도 널리 활용된다.
게다가 콧노래는 코호흡을 통해 숨을 내쉴 때보다 혈관과 기도가 더 확
장되어 혈류와 호흡이 원활해지고, 혈압을 안정시키는 혈액 중의 일산
화질소도 1.5배 많이 생산된다는 연구 결과도 있다. 콧노래에는 좋은
점이 많다.

입 테이프로
수면 중 구강 호흡을 고치자

자는 동안 이루어지는 구강 호흡은 수면무호흡증을 유발할 가능성이 있다

기상 시 입안이 건조하고, 구취가 심하며, 코골이나 이갈이를 지적 받는 사람은 자면서 입으로 호흡할 가능성이 매우 높다. 구강 호흡의 폐해는 여러 가지가 있다. 자면서 입으로 호흡하면 수면무호흡증을 유발할 가능성이 있으니 하루빨리 치료해야 한다. 의료용 입 테이프 또는 접착력이 있고, 피부에 부담이 덜 가는 것을 수 센티미터 정도로 잘라 입에 붙이고 잠을 청해보자. 입술 가운데를 세로로 막듯이 붙인다. 보기에는 상당히 이상하지만 효과는 크다. 구강 호흡을 유도하는 엎드린 자세 혹은 옆으로 향한 자세로 자는 습관이 있다면 입 테이프를 바로 활용하자. 붙이기만 해도 똑바로 누워서 자는 습관을 들이기 쉬워진다. 수면은 하루에 3분의 1을 차지하는 긴 시간이다. 자면서 계속 입을 벌리고 있으면 구강 호흡을 고치지 못한다. 꼭 한번 해보길 바란다.

마스크 생활로 급증하는 구강 호흡을
고치려면 '혀 운동'이 효과적

아침에 일어날 때, 입안이 끈적끈적하다면 구강 호흡했다는 신호

살다 보면 스트레스를 받을 일이 참 많다. 또 스트레스는 순식간에 자율 신경의 균형을 무너뜨린다. 자율신경의 균형이 무너졌다는 신호는 아 침에 일어났을 때 입안 상태에 드러난다. 아침에 일어났을 때, 입과 목이 건조하거나 끈적거리고, 수분이 없어 음식을 먹기가 어렵다면 주의해 야 한다. 수면 내내 교감신경이 활성화되어 말초 모세혈관으로 향하는 혈류가 저하된다. 입안의 '자정 작용'이 저하되었다는 증거이기도 하다. 입안이 건조하다면 몸이 '혀를 움직여서 혈류를 촉진해줘!'라고 신호를 보낸다고 생각하고 혀 운동을 해보자. 방법은 매우 간단하다.

①혀를 앞으로 내민다. ②내민 혀를 좌우로 움직인다. ③마지막으로 혀를 위아래, 좌우로 돌린다. 모두 3번씩 해보자. 간단한 동작이지만 이 렇게만 해도 구강 호흡을 바로잡는 혀 근육을 효과적으로 단련하게 된 다. 타액 분비 촉진, 구취 예방에도 효과적이다.

피곤하거나 울적할 때는
위를 바라본다

배에 힘을 힘껏 주고 안으로 당긴다

울적할 때나 심신이 모두 지쳐 있을 때는 호흡을 시도할 힘도 나지 않는다. 이럴 때를 대비해 알아둘 만한 방법이 있다. '피곤할 때와 울적할 때는 무조건 위를 바라보자.' 턱을 들어 위를 바라보면 기도가 일직선이 된다. 자세를 좋게 하려고 마음먹지 않아도 등이 쭉 펴진다. 자연스럽게 가슴이 열리고, 횡격막에 가해진 압박이 풀려 딱히 의식하지 않아도 호흡이 깊어진다. 횡격막을 움직이며 호흡하게 되면 부교감신경이 반응하여 자율신경의 균형도 조금씩 조절된다. 피곤해지면 사람의 시선은 아래로 향하고 등도 구부정해지기 일쑤다. 일부러 반대되는 자세를 취하기만 해도 자율신경이 반응한다. 하늘에 근사한 달과 별까지 빛나고 있다면 기분이 한결 더 나아질 것이다.

짜증이 나면
무조건 천천히 말해본다

빨리 말하기를 멈추기만 해도 감정에 제동이 걸린다

사람은 짜증이 나기 시작하면 자기도 모르게 말이 빨라진다. 빨리 말해야겠다고 의도해서가 아니라 교감신경이 자극받아서 무의식중에 말이 빨라지기 때문이다. 그러니 짜증이 나면 감정을 조절하려는 대신 천천히 말하려고 애써보자. 그렇게 하면 무너진 자율신경의 균형도 회복되어 기분까지 차분해진다.

예를 들어 부하 직원이 실수했을 때 감정에 못 이긴 채 강한 어조로 호통을 치기보다는 일부러 느리게 말해보자. 마음이 차분해지면 천천히 '4·4·8 호흡법(98쪽)'도 해본다. 자율신경이 더욱 안정된다. 또 천천히 말하면 상대방은 긴장하지 않고 이야기에 제대로 귀를 기울이게 된다. 상대방도 나 자신도 차분한 상태에서 대화를 주고받다 보면 실수를 만회하는 다음 단계로 빠르게 나아갈 수 있다. 말투를 조금만 달리해도 마음과 자율신경의 균형 상태가 크게 달라진다.

데스크톱 정리를
자주 한다

눈에 보이는 정보가 너무 많으면 자율신경의 균형이 흐트러진다

나는 일이 바빠지면 반드시 하루에 한 번 컴퓨터 데스크톱을 정리한다. 업무상 논문 자료나 작성 중인 문서 파일이 데스크톱 여기저기에서 자리를 차지하기 때문이다. 그래서 업무의 효율을 높이기 위해 습관적으로 정리한다. 책상 위에서 종이로 작업을 많이 하는 사람은 책상 위를, 외근이 많은 영업 사원은 명함 폴더를 정리하자.

정리 대상은 무엇이든 상관없다. 매일 자신이 사용하는 도구를 정리하는 습관을 들이자. 필요한 물건을 쉽게 찾을 수 있는 환경에서는 기분도 머리도 상쾌해지고 집중력까지 높아진다. 반대로 찾는 물건이 보이지 않으면 자율신경의 균형도 무너져 업무에 대한 집중력이 단번에 떨어지고 만다. 업무 환경을 정돈하여 기분 좋게 지내는 습관은 스트레스를 해소하기 위해서도 매우 중요하다.

미리 준비하는 습관은
스트레스를 줄이고 행운을 가져온다

전날 밤 'To Do 리스트'를 만들어 둔다

나는 업무할 때 To Do 리스트 작성을 중요하게 여긴다. 진찰, 대학 강의, 해외 연락, 원고와 논문 집필, 언론 취재 등 매일 해야 할 일이 많으면 많을수록 미리 만들어둔 목록이 요긴해진다. 이때 중요한 점이 있다. 목록은 전날 밤에 만들어두자.

오전은 집중력이 가장 높은 시간대다. 이 시간대에 하루의 To Do 리스트를 만들기 시작하면 여기에 에너지를 빼앗기게 된다. 또 월 단위, 연 단위로 대략적인 중장기적 To Do 리스트를 만들어 준비를 게을리하지 않도록 하자.

19세기 프랑스 생물학자 루이 파스퇴르는 '우연은 준비되지 않은 사람을 돕지 않는다.'고 말했다. 여유롭게 준비해두면 불필요한 스트레스에서 해방되어 예상치 못한 수확을 얻게 될 때가 있다.

급할수록 천천히,
정성 들여 임하자

반복하는 행동은 원래 성격마저 바꿔준다

나는 주변에서 초조해하는 모습을 본 적이 없다는 말을 종종 듣는데, 원래 타고난 성격은 아니다. 젊었을 때는 바빠지면 마음까지 급해지곤 했다. 자율신경의 특징을 파악한 후부터는 서둘러야 할 때야말로 행동에 정성을 들이려고 노력하게 되었다. 몇 년째 의식적으로 해왔는데 이제는 바쁠 때도 차분하게 효율적으로 업무를 처리한다.

'급할수록 돌아가라.'는 속담은 정말 맞는 말이다. 서두르게 되면 마음이 급해져 행동이 어수선해진다. 이 또한 자율신경의 영역인데 성급한 행동은 교감신경을 과도하게 높이기 때문에 부주의한 실수가 잦아진다. 어쩌다 하게 된 사소한 실수라면 괜찮겠지만 여러 차례 반복되면 반드시 큰 실수가 생기기 마련이다. 처음부터 느긋하고 차분하게 행동하면 실수는 생기지 않는다.

087

자주 쓰는 물건일수록
두는 장소를 정하자

꺼내 쓰고 반드시 제자리에 두는 습관은 자율신경까지 조절한다

"안경을 어디에 두었더라?"

"어라? 방금 스마트폰을 여기 두었는데."

"이제 나가야 할 시간인데 차 키가 안 보이네."

평소에 이런 일이 자주 있진 않은가? 늘 사용하는 물건이야말로 놓아둘 장소를 정해두자. 매일 사용하는 물건인데 어디에 두었는지 몰라 매번 찾게 되면 시간을 낭비하게 된다. 게다가 자율신경의 균형마저 흐트러진다. 열쇠나 안경을 어디에 두었는지 깜박 잊는 현상은 '건망증'이라기보다 '주의력 부족'에 가깝다. 스마트폰과 열쇠 등 늘 당연하게 지녀야 할 물건은 특별히 신경 쓰지 않아 오히려 더 잊게 된다. 하지만 반드시 여기에 둔다고 정해둔 '장소'를 만들면 문제는 해결된다. 사람의 뇌는 반복하는 행위를 습관으로 만드는 특성이 있다.

기분이 그저 그런 아침에는
밝은색 계열의 옷을 입어보자

아침에는 교감신경에 자극을 주어 기분을 고조시키자

아침에 일어났는데 왠지 기분이 처지고, 의욕도 생기지 않는 날은 누구에게나 있다. 이럴 때 나는 밝은색 셔츠를 입는다. 색이 자율신경에 큰 영향을 끼치기 때문이다. 입는 옷과 눈에 바로 들어오는 물건의 '색'을 기분에 맞춰서 바꿔보는 행위는 자율신경을 조절하기에도 적절하다. 나는 업무상 화려한 옷차림을 못 한다기보다 하지 않는다. 그래도 셔츠와 양말의 색과 무늬로 약간 변화를 준다. 밝은색은 교감신경을 높이고, 의욕을 샘솟게 해준다. 반대로 차분한 색은 부교감신경을 높이고 마음을 안정시켜주는 효과가 있다. 특성을 파악한 후 상황에 맞춰 색을 활용해보자.

부담이 되는 일은 누군가에게 털어놓거나 상담을 요청해보자

어수선한 마음을 누가 들어주기만 해도 심리적으로 가벼워질 때가 많다

이 책은 스트레스라는 자극에 대해 특정 행동으로 세포 호흡과 자율신경을 조절하고, 스트레스를 해소하는 힘을 기르는 데 중점을 두고 썼다. 하지만 행동하기조차 어려울 정도로 마음이 어지럽거나 괴로울 때는 심리학 기법으로 알려진 '스트레스 대처 행동'을 해보자. 여기에는 다양한 방법이 있는데 그중 하나는 '타인에게 상담하기'라는 접근법이다.

'자신이 처한 상황을 누군가에게 말하거나 상담하는' 행위만으로도 정신적인 스트레스가 줄어든다는 사실이 심리학적으로 밝혀졌다. 중요한 점은 자신의 에너지를 지나치게 소모하지 않는 것이다. 상담해야한다는 의무가 생기면 오히려 스트레스로 다가오기 때문에 어디까지나 자신에게 좋은 타이밍에 하면 된다. 혼자서 끙끙 앓기보다는 신뢰할만한 친구나 선배, 비슷한 경험을 가진 직장 동료 혹은 전문 상담사에게 말로 풀어내면서 마음을 정리하고 생각을 긍정적으로 바꿔보자.

하루 종일 모니터를 뚫어져라 본 날은
무조건 두피를 꾹꾹 눌러준다

주먹 쥔 손으로 관자놀이 주변의 '측두근'에 원을 그려가며 문지른다

나는 진찰이 없을 때 재택근무를 하며 하루 종일 모니터를 들여다보곤 한다. 그럴 때는 확실히 눈에 피로가 쌓이고, 눈 안에 통증이 생길 때도 있다. 실은 이때도 자율신경의 영향을 받는다. 시각으로 들어온 빛의 자극이 뇌에 전달되어 교감신경이 활성화되면 눈의 근육이 과하게 긴장되어 뻣뻣해지고 혈류도 악화된다. 오감 중 '시각'이 차지하는 비율은 80% 이상이라 몸에 강한 영향을 끼친다. 또 잔뜩 긴장한 상태에서 업무를 본 후에는 교감신경 활성화로 발생하는 긴장성 두통으로 이어지기 쉽다. 이때는 자율신경 전체를 조절하도록 잠들기 2시간 전에는 디지털 기기를 완전히 차단한다. 수축된 눈 주변 근육도 잊지 않고 틈틈이 풀어준다. 눈이 피곤한 날에는 관자놀이 주변에 있는 '측두근'의 긴장을 풀어주면 좋다. 주먹 쥔 손으로 관자놀이 주변에 원을 그려가며 문지른다. 그 후 손가락을 쫙 펼쳐서 두피 전체를 꾹꾹 누른다.

손바닥으로 뺨을 감싸는 일도 셀프 허그 중 하나

피부는 '노출된 뇌', 신체 심리학에서도 접촉의 중요성을 연구 중이다

자율신경은 시각과 청각, 미각, 후각, 촉각과 같은 오감이 '센서'가 된다. 자율신경을 조절하려면 오감에 대한 접근 방식이 중요하다. 피부는 '노출된 뇌'라고 불릴 정도로 센서 능력이 뛰어나다. 손바닥으로 천천히 만지거나 부드럽게 감싸기만 해도 안심이 되는 반응은 부교감신경과 관련이 있다. 이때 천천히, 부드럽게 만져야 한다. 마사지를 통해 빠르게 문지를 때와 천천히 문지를 때 자율신경의 반응이 달라진다. 또 손바닥으로 감싸 안을 때 안심이 되는 이유는 신경전달물질인 '옥시토신'이 관여하기 때문이다.

옥시토신은 애정 호르몬이라고도 불리는데 포옹과 같은 스킨십으로 분비가 높아진다. 피곤하거나 스트레스가 쌓였을 때 손바닥으로 뺨을 부드럽게 감싸면 셀프 허그 효과를 보게 된다. 자율신경을 조절하기 위해서도 해보자.

화장실에 다녀오면 반드시 물 한 잔으로
수분을 보충한다

수분이 부족하면 변비에 걸리기 쉽고 혈액도 걸쭉해진다

하루에 수분을 어느 정도 보충하고 있는가? 우리의 몸은 가만히 있기만 해도 피부와 호흡을 통해, 하루에 약 900mL의 수분이 빠져나간다. 땀과 오줌으로는 약 1,200mL나 되는 수분을 잃게 된다. 어림잡아 생각하면 아무것도 하지 않아도 2L에 가까운 수분이 빠져나가는 셈이다. 식사 등으로 보충하는 수분과 체내에서 생산되는 대사수를 빼도 1~1.5L의 수분이 더 필요하다. 자율신경과 깊게 관련된 장의 건강과 세포 호흡을 위해서도 충분한 수분이 필요하다. 수분을 보충하려면 먼저 '보충 시간대'를 설정해보자. 우선 아침에 막 일어났을 때와 잠들기 전에 적어도 물 한 잔씩 마시자. 목욕 전후에도 한 잔씩 마신다. 또 화장실에 다녀올 때마다 '수분을 보충한다.'고 정해두자. 이때 커피나 녹차는 수분 보충에 해당하지 않는다. 바빠지면 수분 보충을 잊기 쉽지만 '보충 시간대'를 정해두면 자율신경의 균형까지 조절하게 된다.

한번 정하면
밀고 나아가자

불만이 생긴다면 'YES'라고 말하지 않는 용기를 갖자!

마음이 흔들리면 자율신경도 여기에 동조하듯 마찬가지로 흐트러진다. 무언가 결정하기 전에 불안한 마음과 불만이 생기면 '왜' 혹은 '만약'을 생각하기 쉽다. 예를 들어 바빠서 여유가 없을 때, 상사가 급한 일을 강요했다고 치자. 거절하기 어려웠겠지만 불만이 남는다. 한가한 동료도 분명히 있을 텐데 '왜' 나한테 시킨 걸까. '만약' 내가 확실하게 'NO'라고 말하는 타입이라면 상사는 처음부터 내게 시키지 않았을지도 모른다. 열심히 하고 있는데 '왜' 나만 손해를 봐야 하는 걸까? 이런 식으로 불만은 꼬리에 꼬리를 물고 이어진다.

이렇게 되면 자율신경만 피폐해질 뿐이다. 그보다는 우선 일을 마치는 쪽으로 에너지를 사용하자. 하기로 마음먹은 일에 '끙끙 앓지 않는 것'도 자율신경 조절을 생각하면 중요하다. 자신을 '스트레스'에서 보호하는 일이기도 하다.

'화'는 현명하게
컨트롤하자

화를 내지 않고 훈계한다고 생각을 바꾸기만 해도 자율신경이 조절된다

화는 부정적인 감정이기 때문에 참아야 한다고 생각하는가? 하지만 '화'라는 감정이 잘못된 것은 아니다. '희로애락'이라는 말이 있듯이 화는 인간이 지닌 자연스러운 감정 중 하나이며 필요하기도 하다. 화를 무리하게 참으면 심신에 좋지 않다.

화를 꾹꾹 눌러 담으면 교감신경이 높아져 아드레날린 분비가 늘어나고 긴장 상태가 이어져 자율신경까지 피폐해진다. 더불어 심신의 컨디션도 저하된다. 자신을 피폐하게 만들어서는 안 된다는 점을 잘 기억하자. 물론 주변 사람에게 있는 그대로 화를 퍼부어서도 안 된다.

예를 들어 부하 직원에게 화가 났을 때 감정을 실어 화를 내면 교감신경이 솟구쳐 올라간다. 하지만 왜 화가 났는지 분석한 후 이 내용을 부하 직원에게 전달하는 '훈계' 행위라면 부교감신경이 작동한다. 화를 폭발하는 대신 '분석한 후에 전달하기'가 화를 조절하는 최고의 비결이다.

095

음악으로 자율신경을
다룬다

기분을 고조시켜주는 곡을 모아두면 감정 전환에 도움이 된다

중요한 대회를 앞두고 있을 때 투혼을 발휘하기 위한 곡을 정해서 듣는 선수들이 많다. 듣는 곡은 사람마다 다르지만 아드레날린을 확실하게 높여서 본능적으로 집중력이 향상되는 곡을 고른다. 물론 사람에 따라서는 마음이 차분해지는 느린 템포의 곡을 고르기도 하지만 대체로 텐션을 높여주는 빠른 템포의 곡을 고른다.

좋아하는 곡을 듣는 행위를 루틴으로 만들면 교감신경이 적절하게 상승한다는 사실은 내가 진행한 연구에서도 밝혀졌다. 또 올바른 호흡을 자연스럽게 시도하도록 돕는 곡을 제작하여 자율신경에 어떤 효과가 있는지 연구 중인데 부교감신경이 적절하게 올라간다는 점을 파악하여 조만간 공개할 예정이다. 음악으로 자율신경을 다뤄 스트레스를 현명하게 해소하자.

효율을 높이려면 스케줄을 짤 때 분류를 먼저 하자

나의 업무 루틴으로 To Do 리스트 만들기를 소개했는데, To Do 리스트를 만들 때 전반적인 시간도 어떻게 배분할지 정해둔다. 하루에 몇 가지 일을 모두 처리해야만 하는 상황일수록 시간 배분이 중요해진다. 또 시간을 배분할 때 '시간'으로 나눠야 할 업무와 '내용'으로 구분해야 할 업무로 '분류'해야 한다.

예를 들어 나는 완성된 원고의 교정과 쌓여가는 메일 답변 등은 마감 시한을 명확하게 정해두어야만 효율적으로 집중한다. 그에 비해 원고 집필 등 양보다 질이 중요한 업무는 시간을 세세히 정해본들 마무리가 엉성해진다. 이때는 시간을 정하는 대신 여유롭게 확보해둘 필요가 있다. 처음에 업무 분류를 잘못하면 스케줄이 꼬이고 결국에 가서는 자율신경의 균형이 무너지는 악순환에 빠진다.

결단력을 기르고 싶다면
처음부터 마감 시한을 정해두자

정보가 너무 많으면 뇌는 전체적인 관점에서 생각하지 못하게 된다

인터넷이 보급되면서 너무 많은 정보가 넘쳐흘러 올바른 정보와 그렇지 않은 정보를 구별하기가 어려워지고 있다. 예를 들어 큰 결단이 필요한 상품을 사야 할 때를 가정해보자. 비싼 물건인 만큼 정보 수집에도 품을 들이게 된다. 무언가를 결정해야 할 때 정보 수집은 확실히 중요하다. 하지만 여기에 너무 시간을 쓰면 그만큼 정보가 많아져 결단을 내리지 못하게 되는 딜레마에 빠진다. 뇌는 정보가 많아지면 혼란을 일으킨다. 처음에는 ○○가 좋았는데 더 찾아보니 부정적인 리뷰가 나왔다고 치자. 리뷰 내용이 자신의 용도와는 거의 관련 없는 의견이라도 신경이 쓰이기 시작한다. 그리고 점점 정보에 더 깊게 파고들다가 풍덩 빠지고 만다. 이러한 현상은 물건을 구입할 때뿐만 아니라 업무상에서도 발생한다. 결단이 필요한 일이 생기면 반드시 마감 시한을 정해두고 쓸데없는 정보에 휘둘리지 않도록 하자.

작은 성공 체험을 쌓아두면 무턱대고
부정하는 습관에서 벗어난다

자기 부정은 모든 일에 마이너스를 곱하게 된다

스트레스에 강해지려면 '자기 긍정'을 가져야 한다는 이야기를 많이 듣는다. 하지만 자기 긍정을 가져야 한다는 말을 들어도 어떻게 해야 할지 감이 오지 않을 것이다. 우선 '자신을 부정하는 버릇을 되도록 없애보자.'는 말을 하고 싶다.

예를 들어 나는 '무엇을 해도 잘 안 돼.', '내가 해낼 리가 없잖아.', '어차피 나 따위는' 같은 식으로 모든 일을 부정적으로 대하진 않는가. 그렇게 되면 아무리 시간이 흘러도 스트레스에서 벗어나지 못한다.

부정적인 사고에서 벗어나려면 자기 자신에게 자신감을 심어줄 필요가 있다. 다만 자신감은 '마음먹기'에만 달리지 않았다. 작은 성공 체험을 쌓아야 한다. 스스로 가능한 작은 목표를 설정하고, 성실하게 실천해보자. 저절로 자신감이 생기고 적극적으로 움직이려는 감정이 싹트기 시작한다.

스케줄을 짤 때 '수면'과 '휴일' 확보가
가장 중요하다

'휴식'보다 우선시할 일은 없다

지금까지 시간 배분의 중요성을 전달해왔는데, 무엇보다 몸이 쉴 시간을 확보하는 일이 중요하다. 이 책 전반에서 몸이 건강하지 않으면 결국 마음의 건강까지 잃게 된다고 누누이 언급했다. 스트레스를 받았을 때 마음을 돌보는 일도 중요하지만 마음의 토대가 되는 몸을 충분히 돌보지 못하면 '대증요법만 해보고 근본 원인은 계속 방치해두는 상태'가 벌어진다.

자율신경을 조절하고 세포 호흡을 원활하게 하려면 몸은 반드시 쉬어야 한다. 바쁘다고 휴식을 미루면 '피로의 씨앗'을 남겨두게 된다. 그러니 스케줄을 짤 때는 먼저 휴식부터 생각해보자. 하루를 온전히 쉬는 날뿐만 아니라 재생을 돕는 수면 시간 그리고 업무 중간 중간 휴식 그리고 식사 후 휴식도 생각하자. 휴식도 하나의 '일'이다. 그리고 휴식보다 중요한 일은 없다는 사실을 잊지 않길 바란다.

우리 몸이 지닌
본래의 힘을 끌어내보자

컨디션 저하를 일으키지 않는 몸을 만든다

지금까지 행동을 바꾸고 몸을 가다듬으며 스트레스를 해소하자는 이야기를 해왔다. 크게 정리하면 다음과 같다. ①체내 시계를 조절한다. ②자율신경과 호르몬의 균형을 맞춘다. ③양과 질이 충족된 잠을 잔다. 최종 목적은 '온몸의 세포 호흡이 원활하게 이루어지도록 하는 일'이다. 정신적인 스트레스든 육체적인 스트레스든 모든 스트레스가 초래하는 피로의 원인은 세포 호흡이 정체된 현상과 관련 있기 때문이다. 이 세 가지를 꾸준히 실천하면 스트레스가 풀린다. 게다가 쉽게 피곤해지거나 피로가 안 풀리는 상태, 어깨 결림, 두통 등 원인이 확실치 않은 컨디션 난조를 개선하게 되고, 병에 걸리지 않는 신체로 거듭날 수 있다. 우리 몸이 본래 지닌 훌륭한 기능을 깨닫고 잘 끌어낸다면 우리는 저절로 건강해진다. 스트레스도 해소되고 심신 모두 좋은 상태를 유지하게 된다. 여러분도 꼭 본연의 건강한 몸을 되찾길 바란다.

하버드식 호흡의 기술

펴낸날 초판 1쇄 2023년 2월 1일 | 초판 4쇄 2024년 6월 20일

지은이 네고로 히데유키
옮긴이 문혜원

펴낸이 임호준
출판 팀장 정영주
책임 편집 김은정 | **편집** 조유진 김경애
디자인 김지혜 | **마케팅** 길보민 정서진
경영지원 박석호 유태호 신혜지 최단비 김현빈

인쇄 (주)웰컴피앤피

펴낸곳 비타북스 | **발행처** (주)헬스조선 | **출판등록** 제2-4324호 2006년 1월 12일
주소 서울특별시 중구 세종대로 21길 30 | **전화** (02) 724-7633 | **팩스** (02) 722-9339
인스타그램 @vitabooks_official | **포스트** post.naver.com/vita_books | **블로그** blog.naver.com/vita_books

ISBN 979-11-5846-385-4 13510

비타북스는 독자 여러분의 책에 대한 아이디어와 원고 투고를 기다리고 있습니다.
책 출간을 원하시는 분은 이메일 vbook@chosun.com으로 간단한 개요와 취지, 연락처 등을 보내주세요.

비타북스 는 건강한 몸과 아름다운 삶을 생각하는 (주)헬스조선의 출판 브랜드입니다.